LES
GRANDES FIÈVRES
A TRAVERS LES DÉCOUVERTES

(Pathologie interne et Pathologie générale)

Scribitur ad probandum . . . .
. . . .

PAR

LE Dr HENRI VERNEUIL

PARIS
OCTAVE DOIN, ÉDITEUR
8, PLACE DE L'ODÉON, 8

1888

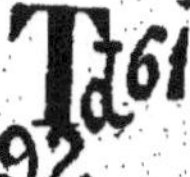

LES GRANDES FIÈVRES

A TRAVERS LES DÉCOUVERTES

LES

GRANDES FIÈVRES

A TRAVERS LES DÉCOUVERTES

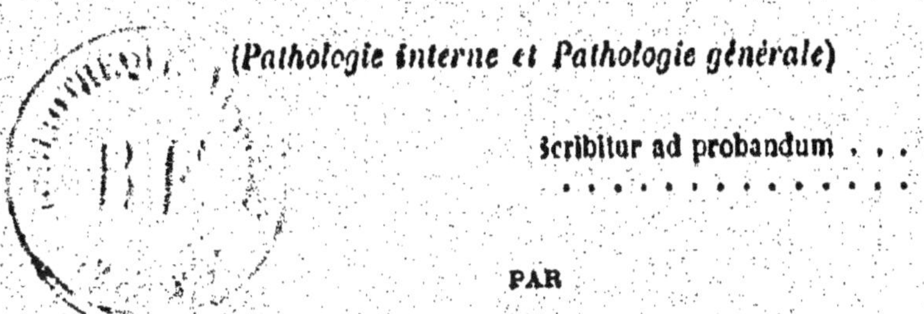

(Pathologie interne et Pathologie générale)

Scribitur ad probandum . . . .
. . . .

PAR

LE Dr HENRI VERNEUIL

PARIS

OCTAVE DOIN, ÉDITEUR

8, PLACE DE L'ODÉON, 8

—

1888

A LA MÉMOIRE DE VULPIAN

Cher et révéré Maitre,

Vous avez pendant longtemps présidé nos travaux; c'est à vous que je dédie ces lignes.

Le docteur Henri VERNEUIL.

LES
GRANDES FIÈVRES
A TRAVERS LES DÉCOUVERTES

I

La Fièvre dans ses causes premières

La fièvre est la conséquence directe d'un élément morbifique dans l'organisme.

Pour m'expliquer, je me vois obligée de prendre l'Être dans son ensemble, car ses organes, ses fluides, ses liquides, ses solides sont en participation dans le travail de la vie.

La santé est la vie progressive de l'individu et de l'espèce; la maladie est un trouble qui entrave la progression de l'Être et menace sa vie.

En réfléchissant avec quelque attention, nous trouvons que la santé et la maladie sont deux choses absolument opposées. On pourrait les comparer à deux forces, dont l'une tend à conserver l'homme, tandis que l'autre cherche à le détruire. Appelons, si nous voulons, celle qui nous conserve, force vitale, parce que cette force est nous-même, qu'elle est le produit d'une multiplication dont les deux facteurs sont le sang et la substance nerveuse. Cette force appartient à l'organisme comme l'organisme lui appartient aussi. Elle expulse sans cesse les éléments qui ne contribuent point à sa conservation; elle remplace même les éléments mauvais par des éléments bienfaisants qu'elle cherche hors d'elle. C'est une assimilation constante de calorique, de lumière, d'oxygène, de tous les éléments enfin dont sont composés nos tissus, notre sang, nos os; c'est un travail qui ne peut être interrompu, qui ne peut cesser qu'avec la vie.

Ne croyez pas que je vais donner à mon produit des attributs immatériels, cela veut dire le retrancher de la matière qui le forme et dont il émane : loin de moi une telle pensée.

Supposons que, au moment où tout fonctionne avec harmonie, un obstacle se présente, l'introduction dans l'économie d'un miasme ou d'un virus. Certaines combinaisons chimiques s'accomplissent aussitôt d'une façon anormale et deviennent causes de répartitions nutritives inégales.

Comment se comporte, en ce cas, la force conservatrice? Les matières dont elle tirait son essence ne convenant plus à sa nutrition, son action bienfaisante se trouve interrompue. Il ne faut pas oublier que c'est sur la physiologie de la nutrition qu'est basé le plus grand nombre de maladies. Lorsque la liquéfaction des éléments nutritifs est atteinte par un élément morbide, il peut se produire à la partie la plus faible de l'organisme un ferment de désorganisation. Celui-ci peut, par son action, donner naissance à des produits substitutifs, hétéromorphes, et ces éléments peuvent se substituer, au moyen du blastème nutritif, aux éléments normaux. Rappelons-nous également que les phénomènes vitaux qui se passent dans l'organisme, ont pour point de départ une fermentation déterminée par un ferment vital qui agit sur les principes nutritifs au moyen de l'affinité.

La chimie vivante nous donne le moyen de distinguer le ferment vital de la fermentation putride capable d'agir sur les corps organiques animaux. La fermentation vitale a lieu lorsque ce sont des transformations d'une seule molécule complexe en plusieurs nouvelles molécules, transformations qui s'effectuent avec ou sans le concours de l'eau, et dans le produit desquelles on retrouve exactement le rapport des parties constituantes de la *molécule primitive*, avec un excès formé par les éléments qui ont aidé à la métamorphose. La seconde est la transformation de deux ou plusieurs molécules complexes qui se combinent entre elles, avec ou sans l'intervention des éléments de l'eau; dans ce cas, les produits contiennent *la somme de toutes les parties qui ont pris part à la métamorphose.* C'est ce qu'on appelle putréfaction des corps organisés.

J'ai dit que la fièvre est la conséquence directe d'un élément morbide logé dans l'organisme.

Persuadons-nous bien que la maladie n'est pas une individualité pouvant vivre dans notre corps, et ayons en vue le siège d'un élément morbide que celui-là doit combattre.

Les efforts que font les centres pour le refouler et pour en triompher, amènent un accroissement de chaleur à la périphérie et une déperdition de calorique des milieux.

François Ràcle considère la fièvre comme un état complexe, un syndrome comprenant un grand nombre de troubles pathologiques qui trahissent la souffrance de tout l'ensemble des fonctions vitales.

Je le crois bien.

« Ces troubles, dit-il, portent sur la calorifica-
« tion, la circulation, la respiration, l'innervation, la
« digestion, les sécrétions, etc.

« L'élévation de la température dans l'état fébrile
« n'est pas le résultat d'une inégale répartition de la
« chaleur centrale devenue plus appréciable à la
« périphérie.

« Enfin, a-t-il ajouté, cette chaleur ne se traduit
« pas non plus, comme le pensait Traube, par une
« simple rétention de la chaleur produite par l'éco-
« nomie et dont le dégagement serait plus ou moins
« entravé; elle tient à une production excessive de

« calorique liée à des oxydations, à des dédouble-
« ments de mutations chimiques qui s'accomplis-
« sent dans l'économie d'une façon exagérée et tur-
« bulente.

« De là, déperditions organiques se manifestant
« par un excès d'acide carbonique exhalé par les
« poumons, par l'accroissement de la proportion
« d'urée, de leucine, de tyrosine, etc., etc.

Il nous est aisé de constater des manifestations.

J'ai constaté, pour ma part, que lorsqu'il y a excès de température il y a excédent d'azote, que les facteurs vitaux peuvent se trouver anéantis si une médication bien combinée ne hâte l'élimination de *l'élément morbifique* représenté *par un excès*.

Les forces vives de l'organisme entier font des efforts pour rétablir leur équilibre; de là une lutte favorisée par les lois physiques elles-mêmes, comme nous verrons.

Il est important maintenant de savoir si le travail morbide est à son maximum d'action lorsque la fièvre est à son maximum de température.

C'est probable. Lorsqu'il y a température extrême, il y a effort extrême de l'organisme pour éliminer l'obstacle qui entrave la régularité de son cours, tant la nature a réglé et calculé ses effets. Il est facile de s'en convaincre par l'action des médicaments. Lorsque ceux-ci sont administrés avec intelligence et favorisent l'élimination, il n'est pas rare de voir la température baisser dans des proportions surprenantes.

Chez un adulte, j'ai compté, à six heures du soir, 120 pulsations avec le délire. Après administration de médicaments, très énergiques, il est vrai, j'ai retrouvé, à sept heures du matin, 70. A partir de ce moment, la température s'est maintenue au même niveau jusqu'à complète guérison.

Quelle a été, dans ce cas, la période d'état, puisque de son point extrême la température est revenue, en douze heures, à son état normal?

Il me semble qu'un excès de chaleur à la périphérie ne peut se manifester qu'au détriment des centres. Il doit y avoir déséquilibre concentrique des fluides au maximum des états fébriles.

Pour le médecin observateur qui cherche à se convaincre, qui compte pour peu la sonorité de certains mots de convention vides de sens, il existe un fait resté jusqu'aujourd'hui sans explication plausible. Je veux parler de la périodicité de certaines maladies *fébriles*. Une fièvre ne conserve pas pendant vingt-quatre heures sa même modalité; considérablement diminuée à partir de dix heures du matin, elle reprend d'intensité à quatre heures du soir. D'où vient ceci?... Nous ne pouvons, avec raison, reconnaître comme périodiques, que les phénomènes qui se rattachent aux lois physiques. Comment, *il y aurait de l'ordre dans un désordre !* Ce serait un pathos physique. Il faudrait, du moins, que la périodicité fût liée à un mouvement déterminé, à un mode d'évolution spéciale, puisque la nature ne se dément pas.

Si nous voyagions, de temps à autre, dans les sphères, à l'instar de Faraday et d'Ampère, si nous rattachions tout ce qui vit aux lois d'évolution de la molécule extra-visible et de la cellule primaire contenant déjà la force d'un tout, beaucoup de phénomènes s'expliqueraient. Rappelons-nous que l'homme est dépendant de sa planète et que la source principale de sa vie organique est son soleil. Lorsque nous raisonnons en vue de la physiologie générale, nous trouvons des rapprochements singuliers et des rapports surprenants. Nul de nous ne peut avoir la prétention de s'appliquer des lois spéciales, parce que nous ne sommes pas à l'abri des désordres climatériques, ni à l'abri de ceux de la température : les fluxions de poitrine et les épidémies en sont les meilleures preuves.

Lorsque je considère bien toute chose, que je ne perds pas de vue l'ensemble, je vois quelque chose d'illogique à l'égard du *maître de la terre*. Il souffre, tandis que l'animal souffre peu ou point. J'entends d'ici les quadrupédistes se récrier : « Vous nous dites que l'animal ne souffre pas; vous êtes dans l'erreur. L'animal pense et souffre comme nous; l'animal a un cerveau, et certes, la différence n'est pas si grande..... » La différence est capitale. Elle réside dans une question physique. Par suite de sa conformation, qui est en opposition avec la ligne verticale, le cerveau de l'animal ne peut fonctionner comme le nôtre.

Le *maître de la terre*, lui, est perpendiculaire à l'horizon; il parcourt une trajectoire qui suit la verticale; il est en rapport avec tous les agents de sa planète par un système sensitif qui est unique. En raison de ce système sensitif, la force de son organisme est inférieure aux forces des éléments terrestres qui l'oppriment sans cesse et de toutes parts. Il y a donc lutte constante entre la créature humaine et les forces extérieures qui la compriment. Nous ne devons pas souffrir. Lorsque le génie de l'homme se sera rendu maître des douleurs physiques et des souffrances morales, nous lui dirons: « Vous avez bien mérité de la Création; vous êtes à votre summum d'intelligence. » Que de chemin encore à parcourir jusqu'à cette heureuse époque!

Les trois faces primordiales de la substance universelle, la lumière, la chaleur, l'électricité sont les conditions essentielles de la vie de la plante aussi bien que de celle de l'homme; c'est par l'intermédiaire de la plante que nous nous assimilons l'éther, sous forme d'arômes, et les fluides gazeux dont sont formés nos tissus.

Faisons deux parts de ces substances.

L'une qui vient du travail spontané de la terre et que nous appelons la nature, l'autre qui est due au travail de l'homme et qui n'est qu'une addition au travail naturel.

Nous suivons donc, sans nous en douter, toutes les fluctuations de la terre. Nous vivons dans son enveloppe et nous sommes associés à tous les phénomènes physiques qui la concernent : force aimantée, courants électro-magnétiques provoquant des actions chimiques de décomposition et de recomposition, directions, impulsions, formations, réactions sur les perturbations atmosphériques, etc. J'ai dit précédemment qu'une fièvre ne conservait pas sa même modalité; et, chose étrange, son maxima et son minima correspondent aux maxima et minima barométriques..... D'où vient une aussi étrange coïncidence?

Le baromètre remonte à partir de 4 heures du soir pour arriver à son maximum à 10 heures. Il baisse de nouveau et présente son minimum vers 4 heures du matin, pour s'élever de nouveau jusqu'à 10 heures.

Felix qui potuit rerum cognoscere causas.

Nous serions heureux à moins. Nous serions heureux de connaître simplement les causes des phénomènes qui nous concernent.

La fièvre n'est pas un phénomène naturel, puisqu'elle implique une maladie et que la maladie est un désordre; certaines crises, non plus, ne sont point des phénomènes naturels, et pourtant, depuis qu'il y a des médecins, des savants et même des gardes-malades, il y a des périodicités bel et bien constatées.

Non, le phénomène n'est point naturel; il implique

une lutte, des efforts. Au moment où la température atteint son maximum, il y a refoulement extrême du mal et effort extrême de l'organisme.

Lorsque la terre, dans sa marche, est arrivée au point où son éthératmosphère rencontre celle du soleil sur laquelle elle glissera, la colonne éthérée se trouve violemment soulevée et condensée. A ce moment s'élève la colonne barométrique.

Cet effort a fait déployer à la terre toute sa force d'expansion au détriment de son centre.

Nous ne pouvons donc considérer la périodicité d'ascension thermique que comme un effort de toutes les forces vives de l'organisme favorisé par les mouvements mêmes de la terre, soulevant un obstacle et cherchant à le dompter.

Nos vies ne sont que des fractions de la vie terrestre; nous ne pourrions pas, à l'exemple de la terre, soulever des obstacles chaque jour; les incessants combats nous usent; nous avons besoin du secours du médecin et de l'art thérapeutique pour mettre fin au combat; il est de notre intérêt de ne pas jouer aux obstacles.

Les mouvements terrestres ont un retentissement certain sur nos organismes; lorsque ses eaux et ses fluides sont soulevés, il doit se passer chez nous quelque chose d'analogue. . . . . . en proportion s'entend.

La propriété spéciale pyrogène, si longtemps discutée par Weber et Billroth, n'est autre chose que l'élément morbifique. Que cet élément agisse à la manière d'un ferment, selon M. le docteur Déclat, à la manière d'un poison, selon M. Raspail, peu importe. Tout état fébrile annonce une maladie.

Le degré de la température a de toute évidence l'importance que nos maîtres lui attribuent ; c'est lui seul qui nous indique le degré du danger, lui qui nous pousse à agir.

Le médecin prudent doit, avant tout, chercher l'élément morbifique au moyen des phénomènes directs dont il y a toujours quelques indices dès le début. Ces phénomènes ne sont guère que de trois sortes : *cérébraux*, *thoraciques*, *abdominaux*.

Il n'est jamais nécessaire d'attendre, pour commencer à traiter un malade, que l'on puisse donner un nom à la maladie. Ce sont d'anciens errements dont il faut revenir. Je n'imiterai jamais le médecin qui fait envelopper un malade brûlant dans des couvertures de laine, lui proscrivant l'air et le forçant à l'absorption de son gaz acide carbonique exhalé, ce qui lui forme un empoisonnement partiel dans une couvaison de pustules et de pétéchies.

L'air pur est d'autant plus nécessaire en pareil cas que l'acide carbonique exhalé est déjà miasmatique.

Il ne faut jamais attendre; il faut attaquer le mal directement et indirectement, par tous les moyens possibles. Prises ainsi à leur début, combien de ma-

2

ladies avorteraient et ne seraient plus qu'un pâle reflet de l'horrible couvaison.

Dans le nombre des symptômes décrits par un malade, il est parfois difficile de découvrir la vérité, parce que tous ne sont pas appréciables. Il ne faut pas oublier non plus que lorsqu'un organe est malade tout l'organisme souffre; et à part les signes généraux qui font reconnaître certaines maladies, il y a toujours le siège d'une douleur plus ou moins caractéristique. Il est aussi aisé de guérir, en remontant des effets à la cause, que de combattre la cause en elle-même. Si je coupe une patte à une pieuvre, puis deux, puis trois et ainsi de suite, j'arriverai, en affaiblissant ses moyens, à la réduire, et il me sera facile alors de m'en rendre maître et de l'anéantir.

Il n'y a pas d'entité fébrile; dès qu'il n'y a pas de lésion appréciable, il faut diriger son attention sur le sang et les organes lymphoïdes.

Il n'est pas rare de trouver, à l'examen, des bactéries ou des molécules toxiques qui jouent le rôle de ferments et préparent les maladies infectieuses. Qui ne sait qu'une molécule toxique amenée dans la substance cérébrale par la circulation sanguine ou lymphatique, qu'un virus que l'aspiration d'une papille nerveuse y transmet, peuvent causer les plus grands troubles?

Lorsqu'on songe avec quelle rapidité le chyle est mêlé à la circulation sanguine, on n'est pas étonné des modifications pathologiques que peut éprouver le liquide sanguin, et l'on comprendra qu'il ne peut y avoir processus fébrile sans lésion hématologique. Une hygiène bien entendue, l'action incessante d'un air pur, peuvent modifier, en partie, les liquides et en empêcher l'altération, transformant ainsi une maladie en une autre de moins d'importance. Parfois, sous une action vitale puissante, des points menacés peuvent se trouver dégagés et redevenir libres. On voit quelquefois le cours des liquides rétabli et la circulation devenir régulière et active semblable à une cure spontanée.

Il y a des individus qui fébricitent à toute occasion, ceux notamment que l'on appelle sujets nerveux ou sujets impressionnables. Ils ont une prédisposition en quelque sorte au mal. La cause première est le sang, qui lui-même est cause de la faiblesse nerveuse, et celle-ci devient elle-même cause d'une foule d'accidents.

L'élément morbifique agira toujours plus vite dans une économie débilitée et remplie d'humeurs susceptibles d'être putréfiées.

Il ne faut pas oublier que la cause de l'altération du sang peut être complexe.

Il arrive fréquemment qu'il y a insuffisance des efforts musculaires à l'entretien de la respiration; en ce cas la répartition oxygénée se fait d'une façon inégale. L'altération du sang a souvent son point de départ dans le poumon.

Il y a enfin la question des miasmes sur laquelle on ne saurait trop insister, cela veut dire la propagation des miasmes par l'atmosphère donnant lieu aux propagations épidémiques et formant des foyers de putréfaction partielle et générale.

Lorsqu'on trouve chez un individu des molécules dans un état d'altération avancée et ayant une affinité avec celles qui sont propagées par l'atmosphère, vous pouvez être sûr que la loi de l'agrégation moléculaire suivra son cours là comme partout ailleurs.

Il y a mieux, certains de mes confrères prétendent — et ce ne sont pas les moins savants — que l'haleine impure ou putride des personnes chez lesquelles des molécules altérées sont en décomposition, peut prendre le caractère d'une véritable inoculation toxique et déterminer une maladie infectieuse réelle.

Je sais, pour ma part, qu'il ne m'est pas possible de supporter une mauvaise odeur, quelque légère qu'elle soit : elle m'asphyxie. Je respire, au contraire, les parfums sans en être incommodée.

Dès qu'il se trouve dans l'organisme un mouvement génétique virulent, il y a affaiblissement ou effacement du principe vital. Le travail contre nature, ou plutôt le travail parasitaire qui se forme sur un des points de l'économie, absorbe, au détriment de l'ensemble, les forces vives et les fluides. Dès que la négligence ou la maladresse du médecin laisse ce travail s'étendre, il se forme comme une seconde végétation qui tend, de plus en plus, à se développer dans l'être et qui en amène la désagrégation. On reste effrayé, lorsqu'on se rend compte, avec M. Pasteur, de la rapidité prodigieuse avec laquelle le germe parasitaire entre en évolution dans les milieux altérés où il puise les éléments statiques et dynamiques de sa propagation. Qu'on ne se le dissimule pas, le travail est partout le même où se trouvent des molécules altérées.

Si nous voulions pousser nos recherches plus loin, et examiner au microscope, nous verrions que le ferment lui-même n'est plus le germe, mais déjà une agrégation d'animalcules en évolution.

Le germe est un organe simple qui peut être détruit lorsqu'en passant dans un autre milieu, il y rencontre des molécules saines. L'animalcule est déjà un composé d'organes constituant un être organisé.

La vie et la santé, le perfectionnement de l'être ne marchent qu'en raison de l'épuration des milieux; la cause de sa désorganisation se trouve dans l'air et les aliments. Un miasme respiré peut de suite altérer les humeurs et agir à la manière d'un ferment chez des individus prédisposés ou gorgés d'humeurs viciées.

La contagion ne se propage pas autrement, et certes, si les lois de la physiologie paraissent se trouver renversées dans une question aussi complexe, la chose nous semble toute naturelle quand nous pensons que l'altération du sang peut avoir son point de départ dans le poumon.

Il est des sujets chez lesquels il y a, pour ainsi dire, synergie de tous les organes; ce sont ceux, notamment, chez lesquels le système nerveux est affaibli, chez lesquels le sang n'a plus l'intégrité de toutes ses parties.

Chez les sujets bien équilibrés, au contraire, les fonctions s'isolent tellement qu'il est rare de les trouver susceptibles d'infection. Ceci explique pourquoi, dans une épidémie, tous ne sont pas atteints. Il y a énormément de conditions matérielles qui deviennent causes prédisposantes aux maladies.

Y a-t-il, comme le veut M. Gaspard, une diathèse putride, spontanée ou individuelle?

Le mot diathèse, du grec *diatithèmi* (disposer), veut dire, en français, si je ne me trompe, affection de l'homme, *naturelle ou non*.

Il y aurait beaucoup à discuter sur le mot ou sur l'emploi que nous en faisons, parce qu'une maladie n'est jamais naturelle, pas plus qu'une disposition à la maladie n'est naturelle. Un individu peut avoir le sang vicié; s'il en fait disparaître la cause, la diathèse finira par ne plus être; s'il ne la fait pas disparaître, c'est qu'assurément la cause lui est inconnue. Il n'y a que l'absorption incessante de matières putrides qui pourrait entretenir la diathèse.

On sait qu'une intoxication aérienne peut apporter un ferment gazeux et virulent capable de hâter la fermentation des liquides biliaires, muqueux et lymphatiques surtout.

Croyez-vous à une fièvre des foins? Il est des contrées entières qui se plaignent tous les ans de ce qu'ils appellent la fièvre des foins; elle vient, en effet, régulièrement au moment de la fauchée. On chercherait en vain à attribuer le phénomène à la fermentation du foin, parce que l'odeur que le foin dégage est médicamenteuse, et constitue un parfum réel avec des vertus anti-putrides. J'avais des amis dans une contrée à fièvre de foin; à chacune de mes visites chez eux, je voyais posé le problème de la fièvre.

Je me mis résolument à examiner la question. De nombreux marais parsèment le pays; les médecins qui y demeurent m'ont affirmé, en outre, que tous les habitants avaient les urines de couleur et de densité anormales.

Les bons habitants avaient songé à tout, excepté au desséchement des marais. En hiver, il y a des infiltrations excessives par suite de la fonte des neiges, des pluies et des mictions à l'eau potable; en été, l'eau se trouve saturée de toutes sortes d'éléments malsains.

Ils n'ont pas encore résolu aujourd'hui le problème de la fièvre des foins.

Les circonstances de saison et de température influent sur l'organisme entier. Les contrées marécageuses, les pays humides, les bas-fonds produisent toujours des miasmes qui, introduits dans l'économie, y déterminent un véritable travail de fermentation. C'est pour cette raison que bien des fièvres ont des foyers fixes où les DIATHÈSES PUTRIDES sont entretenues avec le plus grand soin.

Le typhus se trouve de préférence en Amérique et dans certaines parties de l'Allemagne. La peste et la fièvre jaune prennent naissance en Orient : l'Égypte s'en trouve parfois ravagée.

Toutes les contrées négligées se corrompent dans leur essence; toutes les localités mal entretenues ont le triste privilège de maux infinis.

Tracez des routes, pratiquez des écoulements au moyen de drainages ingénieux; respectez vos bois et vos forêts, ne construisez vos villes, villages et hameaux que dans les régions saines, et vous serez à l'abri des fléaux.

Du temps des Pharaons, alors que l'Égypte avait ses canaux, ses routes et ses oasis, la peste y était inconnue. Les historiens parlent de cette contrée comme étant extrêmement fertile, et de ses habitants comme d'hommes forts et robustes. Dès que le mauvais génie de la destruction, de l'abandon et de la fainéantise musulmane eût étendu ses loques funèbres sur l'Orient, les maux s'y sont établis.

Les épidémies n'étaient pas comprises des anciens et très peu des modernes. Elles étaient mises sur le compte de la divinité : les douleurs, les maladies, la mort, l'existence des animaux malfaisants, les tempêtes, les plantes vénéneuses, les volcans, les tremblements de terre, tout était attribué à la colère de Dieu contre les humains. Il est vrai que ceux-ci avaient désobéi aux ordres précis qu'il avait donnés à ses mandataires.

Ces mandataires ou législateurs, parmi lesquels nous voyons des hommes très vertueux, étaient animés du désir du bien. Il est vrai qu'ils ne pouvaient en aucune façon deviner la pensée de Dieu, ni lui *ramener* des humains qui ne sauraient s'affranchir un instant des lois naturelles sans se détruire; mais ils pouvaient du moins contribuer à rendre ces humains bons et heureux entre eux. C'est pour cette raison que tout homme ou dieu terrestre qui s'efforce d'améliorer notre condition, soit au moral, soit au physique, est digne de la plus grande estime et de la plus haute considération. Ce n'est pas moi, certes, qui le rabaisserais; au contraire. Ce que je reproche à ces grands hommes, c'est de nous avoir représenté la Divinité capricieuse, fantasque, sujette à des colères, jouant avec les humains, les intriguant et les mystifiant au besoin.

On reproche à la science d'avoir effacé Dieu. Je vois tout le contraire. Jamais la Divinité n'a été plus déifiée qu'avec la science contemporaine.

Elle la met partout avec toute sa puissance inhérente : dans le mouvement, dans la transformation, dans la molécule éthérée, dans les fluides impondérables, et elle dit avec foi et patience, sans parti pris et sans colère : « Si notre esprit ne peut encore embrasser l'univers dans son ensemble et dans son but, il ne peut pas encore juger entièrement de ses parties, de leurs rapports entre elles et de leur destination. Greffés à la terre, nous, ses enfants, en tant qu'êtres matériels, nourris d'elle, nous sommes obligés de subir les inconvénients de ses variations atmosphériques, comme l'existence de l'enfant dans l'utérus de sa mère dépend de la façon dont celle-ci se comporte et se nourrit. »

Loin d'accabler la Divinité et de la charger d'un mal dont elle ne peut, dans son essence, être responsable, la science a reconnu que les épidémies naissent d'éléments en putréfaction, que les maladies sont des accidents dépendant, les uns de nos inconséquences, les autres de notre relation obligée avec la planète qui nous abrite. Tous ces rapports établis sur des chiffres, des soleils aux planètes, des planètes à l'homme, établissent une chaîne de solidarité. Nous sourions à la pensée que l'on peut supposer détachés de la création des êtres qui ne sont rien par eux-mêmes, et qui figurent isolément dans l'ensemble ni plus ni moins qu'à l'état de molécules ou de cellules.

L'Être de la terre n'est affranchi des maux et n'est libre que le jour où il n'a plus de besoins; alors la vie est autre et n'est plus comparable à la nôtre.

Nous ne jouissons jamais que d'une sécurité relative, occupés que nous sommes à guetter le mal et à le combattre. Si la science ne nous dit pas : « Veillez et priez, » elle nous crie : « Alerte ! Voici le mal; ne vous endormez pas dans une fausse sécurité. Demain, peut-être, il sera trop tard. » Que de maux, en effet, pourraient être évités si le mal était pris en considération sur minute.

Les habitants de contrées entières peuvent être débilités par les végétaux. Que l'on vienne nous déclarer indépendants !

L'infiltration des eaux dans les terres y décompose parfois les végétaux et ceux-ci n'ont plus aucune vertu nutritive.

Quand on pense que, favorisés dans de bons terrains, ils contiennent en eux, non seulement tous les éléments de la vie organique, mais encore toutes les vertus médicamenteuses, on n'est pas étonné de l'importance de leur rôle dans la vie. Les uns contiennent des principes féculents ou sucrés, les autres des chlorures, des carbonates de potasse et de soude, etc.; ils peuvent être anti-scorbutiques, stimulants ou calmants.

Les terrains humides, marécageux, putréfiés, ne peuvent produire des végétaux contenant en eux des principes nutritifs, à plus forte raison médicamenteux; ils sont déjà décomposés dans leur ensemble avant d'arriver à la consommation.

Il en est de même de tout individu sain transporté dans une contrée malsaine.

Il peut devenir sujet aux maux qui s'y développent, par suite des conditions insalubres de lieu et de climat.

Les désordres climatériques peuvent donc bouleverser la vie de l'homme; et combien d'autres désordres peuvent vicier les fluides de notre planète!

Il faut nous persuader que l'homme n'est pas un être isolé, ni un point culminant dans la création; le développement de son existence sur le globe se lie aux existences supérieures et inférieures; il ne peut se soustraire aux maladies que par la force de son génie.

II

Je ne divise les Pyrexies qu'en deux classes distinctes : les fièvres endémo-épidémiques et les fièvres éruptives.

Dans les fièvres éruptives, il n'y a qu'à se préoccuper des phénomènes directs. Ils ne sont que de trois sortes : cérébraux, thoraciques, abdominaux.

La typhoïde, cette grande, cette terrible maladie, nous présente plus d'un point d'analogie avec le typhus; en l'examinant, à fond, on voit qu'elle n'est pas aussi franchement épidémique. Elle paraît, le plus souvent, dans les grands centres, vers le printemps, au moment où tout grouille, où tout fermente. Si, d'un côté, elle ressemble au typhus par la putréfaction de ses liquides, d'un autre côté, l'ulcération de l'intestin fait croire, à grand nombre de praticiens, qu'elle a un caractère de variole à l'intérieur. Il n'en est rien à l'analyse; les ulcérations proviennent du séjour, dans l'intestin, d'un liquide corrosif et irritant.

La typhoïde a beaucoup de phases; elle compte

dans la routine plusieurs septenaires; le praticien n'en tire pas toujours honneur et gloire.

Elle débute, le plus souvent, brusquement, sans crier gare, avec un fort délire, comme si un poison violent venait d'être introduit dans l'économie.

On remarque aussitôt une fermentation suivie de décomposition et de désagrégation : perte de mémoire, sueurs, éruption miliaire, érysipèle, hémorragies, et, parfois, perforation intestinale avec péritonite.

Il n'y a pas à perdre une minute. Le clinicien qui ne la reconnaîtrait tout de suite ne s'en tirerait pas.

Le météorisme qui se montre dès le début doit être l'objet d'une attention spéciale et servir de fil conducteur. Il tient toujours aux gaz, à leur développement qui résulte de la putréfaction des liquides intestinaux; leur odeur d'hydrogène sulfuré le prouve.

Elle débute brusquement, cela veut dire que le plus souvent les prodromes sont négligés; elle ne donne de l'inquiétude qu'au moment où elle exécute *son pas de géant*.

Ses phénomènes sont abdominaux; la couvaison ne doit pas être prise en considération; le médecin intelligent doit agir dans le sens de l'intestin et s'abstenir, dans son traitement, de toute espèce de sirop ou de médication tendant à la fermentation.

Broussais et même Bouillaud ne croyaient pas aux douleurs abdominales dans la typhoïde. L'un d'eux nous apprend « que cette terrible maladie n'indique l'affection d'aucun organe; qu'elle était à peine connue dans *l'antiquité*, que cependant l'absence de douleur abdominale ne doit pas la faire méconnaître; que la douleur n'est pas un symptôme de la lésion intestinale, qu'elle est seulement un phénomène appartenant aux complications qui l'accompagnent. »

Il me semble peu probable qu'il puisse passer, dans l'intestin, de la bile et des humeurs altérées de nature à produire des ulcérations sans que le malade en éprouve de la douleur. Non, non, les phénomènes de tension, de tuméfaction, de ballonnement, ne se produisent pas d'une façon si bénigne; et lorsque le malade est intelligent et sait s'observer, il est aussi le premier, dès le début, qui sait attirer l'attention du médecin sur l'intestin.

Quel est donc le point de départ de la typhoïde?

On ne saurait dire que c'est l'estomac. A l'autopsie, cet organe est presque toujours sain, peut-être parce que son tissu résiste mieux à l'action corrosive des irritants. Si on l'a trouvé changé de couleur parfois, si on l'a vu jaune, rouge, bleu, cela tenait à l'action de la bile d'une part, à une stase sanguine de la veine-porte d'autre part. Tout nous fait croire que l'empoisonnement de l'intestin n'est dû qu'à la bile.

On peut se demander toutefois par quel phénomène le duodénum reste intact. Il semble que l'inertie des mouvements péristaltiques doit se faire remarquer au moment où les canaux conducteurs de la bile débouchent à peu de distance de l'orifice pylorique.

Le trajet des liquides dans le duodénum est très court ; par sa position il facilite l'écoulement.

L'inertie des mouvements péristaltiques est réelle. Elle est cause de ce que l'iléus et le cæcum portent toujours les plus fortes traces d'ulcérations; c'est là que l'on trouve arrêtés les liquides putréfiants et corrosifs.

L'inertie des mouvements péristaltiques impliquerait l'altération de la tunique musculaire. Cette altération et le désordre formidable, complexe, de tout l'organisme, prouvent que le système nerveux grand sympathique peut se trouver entamé *sur son parcours* par le *plexus hypogastrique*.

La typhoïde pèse sur des contrées pendant des années entières. Nous en concluons que, lorsqu'une masse d'individus se trouve affectée d'une même maladie, la propagation de l'élément morbifique se fait au moyen de la température.

On ne peut la mettre sur le compte des aliments. Toute une contrée ne se nourrit pas de même et ne prépare pas ses mets de la même façon. On pourrait, tout au plus, accuser l'eau qui, par suite d'infiltrations excessives, aurait été corrompue.

Si c'était l'eau, pourquoi la maladie disparaîtrait-elle un jour d'une manière absolue.

C'est donc bien par la température que l'élément morbifique se propage, par une température momentanément spéciale au lieu, à la contrée.

Vous respirez un air surchargé d'azote, miasmatique si vous voulez ; celui-ci commence son action dans le poumon et se propage par les ganglions nerveux et tous les plexus du grand sympathique : plexus cardiaque, plexus rénal, plexus hypogastrique, plexus mésentérique. Examinez la putréfaction de tous les liquides de l'économie; reportez-vous aussi à l'affaissement de l'individu et à son inappétence dans les prodromes.

La décomposition des liquides ne se fait réellement que dans l'intestin grêle, au moment où l'action de la bile et du suc pancréatique altérés font leur entrée dans l'intestin.

Je ne suis pas de l'avis de tous mes confrères. Il y en a beaucoup, de très savants, je leur rends hommage pour leur part de peines et d'études, il y en a, dis-je, qui croient que l'infection commence par une fermentation stomacale, par l'ingestion d'aliments malsains porteurs de germes morbigènes infectieux, amenant, dans une économie prédisposée, la putréfaction des liquides intestinaux et leur état corrosif cause des ulcérations.

J'aurais été enclin à partager cette opinion, si la nourriture de tous était la même, et si elle était apprêtée de la même façon. Ensuite, une cuisson de quelques heures, des viandes et des légumes, détruit bien des germes. Il n'y a guère que le pain qui soit la nourriture générale de tous; mais la farine de ce pain peut ne pas être d'une farine de la même année. Chaque boulanger se fournit chez son marchand, et les habitants des campagnes font le plus souvent eux-mêmes leur farine et leur pain. L'eau, nous l'avons vu, ne se filtre pas du jour au lendemain. Les infiltrations, non plus, ne cessent pas tout à coup.

Lorsque le terrain est de nature à s'infiltrer, il ne se tasse pas sans raison, et l'on a vu disparaître la typhoïde de contrées où les habitants n'avaient jamais songé à la corruption de leur eau, à plus forte raison à établir des systèmes de drainage pour s'en préserver.

Qu'est-ce donc encore? Serait-ce la matière des engrais qui aurait corrompu les végétaux ? Il est certain qu'une fermentation putride ménagée avec art sur les végétaux ne peut y déterminer qu'une germination d'un autre genre. Il est vrai aussi que les plantes se nourrissent en partie de gaz acide carbonique: les engrais putrides donnent naissance à des animalcules de toutes sortes, ce qui fait que la plante est parfois dévorée avant même qu'elle ait atteint son degré de maturité.

Il est certain que les salades et les fraises qui naissent dans la pourriture sont chargées de tous les principes contenus dans ces engrais et très peu chargées de principes nutritifs. Or, les végétaux malades, la vie de l'homme se trouve attaquée dans sa source.

Je viens de passer en revue beaucoup de causes prédisposantes, elles ne sont pas suffisantes pour expliquer l'épidémie; elles n'expliqueraient pas mieux la transmission des miasmes.

On a constaté, des milliers de fois, que lorsqu'une personne *d'apparence même saine* entre dans la chambre d'un malade, elle peut être atteinte de la même maladie. Où est le rôle de l'estomac en pareil cas?

La typhoïde se propage comme j'ai dit plus haut.

Dans la période d'élimination par la peau, elle devient de nature gazeuse et infectieuse. La température autour du malade est donc miasmatique, et la transmission du miasme ne se fait qu'au moyen des voies respiratoires, toujours par le même procédé.

Ce qui nous prouve que l'infection gagne les ganglions et les cordons nerveux du système grand sympathique qui, lui, est enchevêtré dans les fibres du système cérébro-rachidien, c'est la surdité, la perte de mémoire et l'affaiblissement des sens en général. Le bulbe s'entame souvent, car le nerf auditif et l'hypoglosse se perdent parfois complètement.

Si nous groupons tous ces phénomènes et que nous en apprécions la valeur par une analyse raisonnée, nous sommes obligés de convenir que la maladie est terrible. Terribles aussi sont les moyens que nous avons à lui opposer.

Ce n'est pas au moment où la chimie n'a jamais été mieux comprise, où l'anatomie n'a jamais été plus savante, au moment où de précieuses observations nous sont fournies par tant de fervents, tant de courageux, tant de fanatiques adeptes de la science, que nous allons nous en laisser conter par quelques vieilles rengaines.

En ne nous laissant influencer, tout d'abord, que par les phénomènes abdominaux, le traitement se trouve, pour ainsi dire, indiqué de lui-même.

1° L'évacuation doit être maintenue pendant plusieurs jours; elle doit être énergique, le premier jour surtout. On doit éviter de se servir de sels et de drastiques.

L'huile de ricin seule doit être employée. Les sels et les drastiques pourraient occasionner des resserrements, des plissements qu'il est urgent d'éviter.

Les jours suivants, l'huile de ricin sera maintenue; une cuillerée doit en être administrée, de temps à autre, dans le courant de la journée, afin d'établir une sorte d'évacuation permanente jusqu'au moment où le météorisme aura disparu. Il n'y a jamais de perforation à craindre de cette façon.

2° Il est urgent d'établir une action spéciale sur la bile : l'acide citrique à haute dose dans des émollients, m'a toujours réussi. J'en fais boire la plus grande quantité possible, avec une diète complète.

Il est urgent d'établir une abondante diurèse.

3° La ventilation doit être constante, au mépris de la couvaison, à cause de l'air corrompu expiré.

4° Enfin, et c'est là le grand point : si nous voulions partir du commencement et procéder par l'agent thérapeutique, comme a procédé le miasme lui-même, il faudrait recourir à une aération artificielle, balsamique, qui établirait une neutralisation constante sur le miasme, empêchant ainsi toute absorption nouvelle et chassant, pour ainsi dire, la corruption. A défaut de cette aération balsamique, je tiens en permanence une solution éthérée de coton-poudre dont je fais badigeonner l'abdomen de quart d'heure en quart d'heure, pendant douze à vingt-quatre heures, jusqu'à sudation et diurèse abondante.

Le moment est venu de parler de l'éruption, qui est toujours préparée abondante, au moyen d'une couvaison des plus idiotes, avec la persuasion que l'économie a poussé au dehors le mal.

Ce serait risible si ce n'était pas triste. Il faut que ces malpropretés mettent de 9 à 12 jours à éclore; et cette idée est tellement enracinée chez bon nombre de médecins, que j'ai souvent entendu des gardes-malades me dire :

— Comment, docteur, vous ordonnez de laisser la fenêtre ouverte?

Oui, en été, bien entendu. Lorsqu'il fait froid, j'ai soin d'ordonner de grands feux de cheminée et d'ouvrir la fenêtre pendant quelques minutes de temps à autre.

Jugeons maintenant l'éruption à sa valeur. Elle peut ne pas se produire si l'action du miasme se trouve neutralisée à son début.

Beaucoup de médecins, dès qu'ils ont constaté un état fébrile chez un enfant ou chez un adulte, les tiennent renfermés et proscrivent l'air, sous le prétexte que la chaleur doit aider à pousser le mal au dehors. Si ce moyen était le seul moyen d'élimination, on comprendrait la précaution; mais cette nauséabonde profusion de pustules n'est pas même une élimination, car le malade meurt le plus souvent en pleines pustules.

Lorsque les évacuations, à l'intérieur, n'ont pas été assez promptes, lorsqu'au lieu de respirer un air pur, le malade se détruit par son gaz miasmatique expiré, les substances corrosives envahissent le tissu cellulaire, et les altérations de la peau proviennent de ce que les sécrétions cutanées ne sont plus secondées par l'économie.

Les pustules ne deviennent abondantes que lorsque la maladie n'a pas été domptée dès le début, lorsque les médicaments n'ont pas été assez énergiques.

Je voudrais savoir d'où vient la stupide habitude de tenir les PYREXIES renfermées : comme si un souffle d'air pur devenait dangereux, quand les notions les plus élémentaires de la science nous prouvent que l'air pur est aussi indispensable au malade que sa propre vie.

Cela provient, je vais vous le dire, de ce que l'on n'avait sur la propagation de l'élément morbifique aucune idée, cela provient du défaut d'analyse, cela provient du défaut de compréhension exacte des phénomènes chimiques, leur mode de combinaisons et de transformations, cela provient surtout d'une ancienne ANERIE.

Nous perdons, chaque jour, par la respiration, 550 litres d'acide carbonique, à peu près 280 grammes de carbone. Ce gaz acide carbonique se trouve exhalé dans la chambre du malade et pas ailleurs, je suppose; eh bien! à l'aide de quel moyen lui purifiez-vous son atmosphère et comment lui amenez-vous l'oxygène nécessaire à sa respiration? Est-ce parce que l'individu est malade qu'il n'a pas besoin d'air? Vous voyez bien que vous empoisonnez vos malades en les forçant à respirer leur acide carbonique.

Les diverses causes d'exhalation auxquelles l'organisme est sujet nécessiteraient, dans les lieux habités, un volume d'air de 5 à 6 mètres cubes par personne et par heure de séjour à l'état sain.

Jugez de ce que la maladie doit exiger en raison des miasmes exhalés.

Les cheminées, les foyers sont, en hiver, d'excellents ventilateurs en entretenant un air continu. Cependant, lorsque la combustion tire à sa fin, le courant peut s'interrompre; l'acide carbonique, ne trouvant plus d'issue, se répand dans l'atmosphère de la chambre.

J'insiste sur cette question d'air, parce qu'elle est extrêmement importante.

Je voudrais voir dans les hôpitaux des appareils comme ceux de l'Institut (Encausse-Canésie) électro-balnéo-thérapique de la rue Turgot.

C'est là que l'on comprend toute l'importance des ventilations et des absorptions pulmonaires. C'est là que j'ai vu résoudre les problèmes de chimie les plus importants.

Il a beaucoup été question, dans ces derniers temps, de la méthode de Brandt (la réfrigération). Les savants n'ont pas besoin de beaucoup de réflexion pour constater l'insuffisance d'un semblable traitement. Jamais des affusions d'eau froide ou des immersions plus ou moins prolongées n'auront la force d'éliminer un agent morbifique. Elles peuvent, tout au plus, provoquer pendant un certain temps des mouvements péristaltiques. Si l'inertie des mouvements péristaltiques était une *cause* de la fièvre typhoïde, la méthode de Brandt serait bonne; en attendant, le problème est trop complexe pour que nous puissions nous en tenir uniquement à la réfrigération extérieure.

Faut-il vous faire un aveu? Je n'ai jamais perdu un malade de la typhoïde.

III

Le Typhus. — Ses ressemblances avec la typhoïde et ses dissemblances

On ne peut nier que le typhus a de grandes ressemblances avec la typhoïde, tout en y trouvant de grandes différences.

Il est essentiellement miasmatique et prouve mieux qu'il vient de la putréfaction. Il n'est pas né chez nous : notre contrée a toujours été trop bien boisée; il nous a été importé comme tant d'autres choses.

On le voit paraître à la suite des guerres et sévir terriblement. Il se montra, en France, au temps des croisades, sous un aspect différent, peut-être, parce que nourris d'une autre manière les tempéraments différaient. Son origine a toujours été la même. Philippe-Auguste nous ramena, un jour, de la stérile et pierreuse Palestine, cinq cercueils de sa famille, une armée décimée et des soldats infectés de toutes sortes de choses nouvelles. Il se montra, plus tard, dans le Nord, après les guerres. Il parut de nouveau chez nous après la Révolution et les guerres de Napoléon.

Nos médecins, étonnés, firent des efforts héroïques

pour le faire disparaître. Il disparut en effet. Il se remontra en Crimée, lors des dernières guerres, et nos soldats le ramenèrent.

On a vu son rictus horrible, à Paris, dans les hôpitaux militaires. Mieux connu, il fut expulsé plus vite.

Les pèlerinages au tombeau de Mahomet nous valent souvent des débâcles européennes. Les pèlerins musulmans, ces naïfs crétins, tombent parfois comme des mouches en traversant le désert. De six à huit mille individus qu'ils partent, deux mille à peine revoient le pays natal.

Loin de les avoir guéris du fanatisme pour le prophète, les morts y attirent sans cesse de nouvelles victimes : c'est une manière comme une autre d'entretenir un foyer pestilentiel.

Les cadavres restent exposés au soleil brûlant et infectent tout le désert. Nulle part ne se trouve de végétation qui absorbe.

Le typhus est le compagnon de la misère, des privations et des fatigues excessives; c'est toujours par des malheureux à demi épuisés qu'il commence son œuvre de destruction.

Il est contagieux au plus haut point; naissant du cadavre, il s'en repaît. La pourriture est son élément. Il s'y reproduit avec une rapidité effrayante ; comme si le monstre, dans sa multiplication inconsciente, avait hâte d'effacer l'humanité entière.

Le typhus n'est pas toujours importé; il s'importe quelquefois.

Je l'ai dit, il naît dans la fermentation putride et il s'y développe. De *un*, le germe se multiplie et forme des *millions;* ceux-ci évoluent dans leur milieu génétique virulent; ils passent ensuite dans d'autres milieux altérés et deviennent animalcules. Ils sont pris finalement par l'atmosphère et emportés par la brise dans une direction quelconque. Ils longent de préférence les fleuves et les rivières et déposent des germes partout où ils passent, partout où ils trouvent des milieux favorables.

Ce n'est que lorsque le monstre aura été suffisamment étudié que sa dernière heure sera venue.

Maintenant, pourquoi diffère-t-il de la typhoïde, puisque dans les deux cas il y a contagion et qu'il n'y a contagion que lorsqu'un germe peut être propagé par la température.

That is the question.

Les phénomènes ne sont pas absolument les mêmes, il est vrai, mais ce n'est pas une raison pour avoir donné au typhus une place à part dans la nosographie.

La typhoïde laisse du temps et a ses phases de transformation; le typhus n'en a pas. La différence ne justifie pas l'isolement.

Dans le premier cas, les plus grands troubles sont dans l'abdomen; dans le second, l'encéphale est plus directement atteint : il y a contagion de part et d'autre.

Il n'est pas difficile de voir que, dans le typhus, la

virulence est à son plus haut degré dès son entrée dans l'organisme, une première atteinte emportant presque toujours le sujet, tandis que dans la typhoïde elle n'affecte qu'un degré secondaire.

On a fait partir la typhoïde d'une fermentation stomacale, parce qu'on a voulu la distinguer du typhus, et que l'on n'a pas su comment expliquer sa différence. On a pourtant dit que les humeurs étaient putréfiées de part et d'autre, mais que dans le typhus le sang se trouvait corrompu plus vite. En effet, la décomposition du sang, dans le typhus, arrive presque aussitôt que l'atteinte.

C'est que la virulence, plus forte dans le typhus, a gagné plus vite les ganglions nerveux grand sympathique et cérébro-rachidiens.

Dans le typhus, le travail de décomposition commence instantanément, par la violence du virus, au niveau des vésicules pulmonaires, où les branches de la trachée le transmettent. Les papilles nerveuses du système grand sympathique s'en emparent immédiatement aussi.

Dans la typhoïde, le travail de *décomposition* ne commence que dans le foie, parce que le foie est le premier organe glanduleux que la circulation rencontre sur son chemin. Le sang infecté y commence sa fermentation; la bile en sort corrompue et verse des humeurs altérées dans le duodénum. Le court trajet de celui-ci le met seul à l'abri des détériorations. Si certains organes ne sont pas affectés en eux-mêmes, c'est grâce à l'élasticité et à la texture de leurs tissus.

Le cœur, qui est une poche charnue et musculaire, ne peut recevoir une lésion directe par suite d'un sang infecté, pas plus que l'estomac, pas plus que les conduits artériels. Les organes glanduleux et sécréteurs, seuls, sont atteints directement et n'élaborent plus que des humeurs altérées.

En examinant de près la fièvre dont parle Wunderlich et qu'il appelle fièvre récurrente, en examinant le typhus bilieux d'Égypte à forme ictérode de Griesinger, je n'y trouve pas autre chose que le typhus et la typhoïde. Au point de vue de l'étiologie, le typhus, le choléra, la peste d'Orient, le typhus d'Égypte, tout a la même valeur. La symptomatologie peut différer selon les contrées et le tempérament du sujet; les lésions du sang sont partout réelles, et les organes glanduleux sont spécialement plus affectés dans la typhoïde par la raison que nous connaissons.

La maladie sera typhus, peste, choléra, lorsque le germe miasmatique se trouvera au plus haut degré de virulence; elle s'accusera plus ou moins, selon que l'individu sera plus ou moins sain, cela veut dire selon l'altération ou l'intégrité de ses molécules.

La maladie sera typhoïde lorsque la virulence du germe ne sera que d'ordre secondaire, lorsque le travail de désorganisation réelle ne commence que dans le foie, chose d'autant plus importante à cause du système de la veine-porte qui doit se trouver entravée presque aussitôt.

Les tissus ne peuvent être lésés dans la *première période* de la typhoïde, bien que Morgagni raconte avoir inoculé de la bile de typhoïdés à des coqs et les avoir vus mourir *à l'instant même*. « Elle était d'une âcreté telle qu'elle produisait des ampoules très douloureuses sur les parties les plus saines. »

Il me semble qu'il est inutile d'attribuer à une autre cause le météorisme, l'ulcération de l'intestin et même la perforation quand, malheureusement, on n'arrive pas à temps avec un traitement intelligent et continu. On a constaté aussi l'écoulement d'un liquide grisâtre, semblable au chyle intestinal qui n'aurait plus eu son cours régulier par le canal thoracique affaissé ou entravé très probablement aussi.

Avec de telles causes et devant de si terribles effets, viendra-t-on *couper la fièvre* au moyen d'anti-fébriles ?

Hélas ! la fièvre ne cesserait que lorsque l'on aurait détruit sa cause ; bien fin serait celui qui saurait, au moyen d'anti-fébriles, régler un désordre aussi formidable.

Viendra-t-on aussi pratiquer des saignées et poser des sangsues ? Autre bêtise. On n'a jamais trop de sang, et le sang enlevé ne peut corriger celui qui reste. On doit l'épurer, en rendre la qualité meilleure en comblant ses lacunes au moyen d'un savant équilibre ; on doit en ôter rarement.

Les faces rouges ne sont pas plus l'indice d'une surabondance de sang qu'elles ne sont l'indice du lymphatisme; elles sont l'indice d'une circulation entravée dans certaines parties, d'un système vasculaire engorgé.

On peut favoriser, chez les femmes, le flux menstruel. L'amélioration est toujours très sensible chez une femme malade quand son cours menstruel est régulier. Il est donc encore plus stupide et plus maladroit de saigner des femmes quand elles ont leur saignée toute naturelle chaque mois. Vous avez donc une opinion à part sur le sang qu'elles expulsent? N'est-il pas en tout semblable à celui que vous tirez d'une veine et d'une artère? Que ce soit du sang des veines iliaques ou de l'artère utéro-ovarienne, il est le même partout : *artériel* et *veineux*. Celui qui est expulsé est semblable à celui qui circule dans l'organisme à travers les artères et les veines.

La nature ne l'expulse point parce qu'il est mauvais; les femmes seraient étrangement favorisées si elles avaient la faculté de se débarrasser du mauvais de leur sang. Comme c'est bête, ignorant et absurde! La nature est plus économe que vous ne le pensez; si l'expulsion de ce sang n'avait pas une raison d'être, elle ne le laisserait pas perdre. Ce sang sert à fertiliser le terrain et à conserver les muqueuses. Il devrait, ce me semble, être la quintessence d'elles-mêmes, puisqu'il est destiné à une nutrition. Il faut bien qu'à un moment donné, la femme fournisse à l'Être tous les éléments de sa nutrition.

Disons un mot des anti-fébriles que l'on prodigue ordinairement dans les fièvres. Par les phénomènes que nous venons d'examiner et d'expliquer, nous remarquons que les toniques en général, et les quinines en particulier, ne peuvent être d'aucun secours à l'économie.

Pense-t-on la débarrasser des matières morbides en augmentant leur dynamisme? Celles-ci sont renfermées dans les cellules organiques, et ne cèdent ordinairement qu'à l'action de la force vitale, favorisée par les médicaments.

Les dispersifs, les évacuants, les délayants et les acides peuvent aider seuls à l'élimination. Dans la typhoïde, le typhus, et toute maladie infectieuse, une aération artificielle, aromatique, est d'une telle importance que l'on ne saurait trop y insister et la recommander aux médecins.

Les toniques ne peuvent être utiles qu'à la période de guérison, alors que les voies respiratoires et circulatoires sont libres, et que le malade, épuisé par la lutte terrible, demande à réparer ses forces.

Les excitants n'ont pas plus de succès. Dans la typhoïde, on a vu des médecins faire boire du champagne et du rhum en grande quantité. Nous ne savons pas pourquoi.

Les médecins qui en usent ainsi avec leurs malades sont probablement à bout d'expédients, ou bien ils ont sur la maladie une fausse idée, pour n'en pas dire aucune. Tout ce qui excite irrite, et tout ce qui irrite, resserre les organes excréteurs en s'opposant à l'élimination.

L'altération constante du sang, dans ces deux terribles maladies, a pu être une cause pour certains médecins d'user d'astringents et de toniques.

Mais le sang ne se réforme pas en quelques jours au moyen d'astringents, surtout quand il y a des désordres graves dans l'organisme, résultats de sécrétions corrompues par suite d'un sang vicié.

Que l'on se mette donc bien dans l'idée que les altérations du sang ne sont pas secondaires; qu'elles sont causes premières dans les variétés de typhus, peste et choléra, et qu'elles sont causes premières aussi dans la typhoïde.

Dans le typhus, le travail morbifique est plus rapide, parce que l'élément putride est à son plus haut degré de virulence et qu'il se trouve absorbé de suite au moyen du système grand sympathique et cérébro-rachidien.

Dans la typhoïde, l'élément putride n'est qu'à son second, son troisième degré, et ne commence son travail morbide que dans le foie.

Ici, comme là, le sang corrompu par le virus ou le ferment, *est cause première.*

IV

La Variole

Elle est contagieuse au plus haut point. Elle n'a qu'à se montrer pour se voir suivie aussitôt par un cortège de victimes. Dans une ville de 10,000 habitants, 42 personnes ont une fois succombé, en quinze jours, de la variole.

Elle passe; éloignez-vous. Elle n'est point discrète; elle s'impose; il faut la traiter sévèrement et l'expulser. Des atermoiements, des ménagements peuvent vous perdre. Nul sait d'où elle vient. Est-ce un produit exogène? Est-ce un caprice endogène? Nos maîtres en font une parente de la typhoïde, de cette virago effrontée sur laquelle nous frappons depuis si longtemps sans avoir réussi à l'anéantir. Elle peut atteindre le même individu *plusieurs fois* sans que l'on sache, au juste, si le retour est dû à une *guérison primitive incomplète*, si les mêmes perturbateurs peuvent trouver prise sur lui plus d'une fois.

Ses ulcérations de la peau ressemblent à celles de l'intestin dans la typhoïde. La comparaison ne saurait être rigoureusement juste. Chez elle aussi la bile semble être le point de départ de la fermentation;

elle y joue toutefois un autre rôle. Au lieu de diriger son action spéciale sur l'intestin, elle semble être aux prises avec le système de la veine-porte et le pylore. Elle irrite le tube digestif au point de lui laisser à peine libre le passage des aliments. De là viennent les vomissements bilieux sans signe d'embarras gastrique.

Une douleur fixe dans les lombes nous ferait croire que l'affection des organes glanduleux serait moins simple que dans la typhoïde.

Il faut encore chercher dans les organes sécréteurs, dans les glandes, la cause de tous les troubles.

Devrait-on, ici, administrer un vomitif et provoquer, pour ainsi dire, une contraction de l'estomac, du diaphragme, des muscles du thorax et de l'abdomen ?

La chose paraîtrait naturelle si la céphalalgie n'était extrême, et si les efforts occasionnés par le vomitif ne disposaient à l'apoplexie. C'est toujours ce que je crains en pareil cas.

Cependant, si les vomitifs sont facilités par des délayants, par de l'eau tiède en abondance, le danger ne sera pas grand. Nous suivons ainsi un moyen indiqué par la nature; nous l'aidons à expulser de l'économie une partie, au moins, de l'élément morbifique. Cette manière de procéder me semble plus intelligente, car la fièvre, par elle-même, nous indique clairement une très grande perturbation. Si nous laissons reposer le malade en présence de symptomes si terribles, nous laissons à la maladie le temps d'envahir l'organisme; nous entretenons la maladie à l'état latent. Il me semble même que lorsque le malade vomit de la bile, c'est l'occasion de l'en débarrasser. Aux vomitifs doivent succéder immédiatement les purgatifs.

Les moyens les plus naturels seront toujours les meilleurs pour commencer, parce qu'il est *très difficile de connaître la spécificité d'un médicament* lorsque les humeurs sont corrompues.

Les sucs gastriques n'étant plus les mêmes, nous ne pouvons savoir comment l'estomac s'assimilera le médicament. Les aliments, par eux-mêmes, ne se prêtent pas tous avec la même facilité aux opérations qui les rendent absorbables ; à plus forte raison les médicaments, dont les effets ne peuvent pas être plus sûrement calculés que ceux des aliments. La digestibilité des aliments variant pour chaque individu, songez donc combien il sera difficile de connaître l'effet d'un médicament lorsque les liquides et les sucs sont altérés. Ici, moins qu'en aucun autre cas, le médecin peut dire : « Tel médicament enraye telle maladie ; j'ai un spécifique infaillible ! » Il pourrait être infaillible si nous connaissions, jour par jour, heure par heure, les actions et réactions chimiques, à l'intérieur, plus l'action des sucs sécréteurs les uns sur les autres.

L'inutilité des spécifiques nous est de plus en plus prouvée. C'est tout l'ensemble qu'il faut avoir en vue pour pouvoir augurer de la vertu d'un médicament; ce sont les humeurs qu'il faut analyser; c'est la valeur des combinaisons chimiques qu'il faut peser.

S'il y a nécessité de dispersifs, de diffusibles, d'évacuants, d'acides, selon la nécessité du moment, nous trouverons dans notre thérapeutique des aides précieux.

Quant aux prétendus spécifiques, il faut y renoncer.

Puis-je savoir si, dans la variole, le suc pancréatique a toute sa valeur normale. J'affirme le contraire. D'où vient donc la douleur fixe des reins? D'une élaboration anormale, très probablement, dont l'analyse des urines nous apprendrait peut-être quelque chose.

Lorsque le suc pancréatique altéré s'unit à la bile, que se forme-t-il alors? Quelle action celui-là a-t-il sur celle-ci? Il est certain que l'un sera corrompu par l'autre, et lorsqu'ils sont corrompus tous les deux, quelle désastreuse complication!

C'est souvent lorsque l'on croit avoir guéri un organe au moyen d'un spécifique, que le mal apparaît de nouveau sous une autre forme, parfois plus grave, et amenant des décompositions plus rapides.

Je suis de l'avis de beaucoup de mes confrères que, lorsqu'une maladie n'a pas été suivie avec intelligence, lorsque l'économie n'a pas été secondée avec énergie en faveur de l'élimination des éléments morbifiques, lorsque, par des moyens absurdes, on a contrarié le vœu de la nature, il n'est pas rare de voir, plus tard, se former des gravelles ou des engorgements de viscères. Combien de fois entend-on dire par le malade lui-même, si inintelligent qu'il puisse être : « C'est un reste d'une ancienne maladie ? »

Le foie, qui est le réceptacle de toutes les fermentations putrides, s'il ne revient pas à un entier état sain, fournit de véritables concrétions pierreuses qui sont expulsées soit par les reins, soit par toute autre voie.

Le médecin qui aidera la nature dans tous ses mouvements et qui aura même l'heureuse idée de la prévenir, de la deviner en quelque sorte, aura rendu à son malade les plus grands services : il aura simplifié et abrégé la durée de la maladie.

Dans la variole, tout en ne constatant aucune lésion d'organe, ni de gargouillement dans la fosse iliaque, ni de ballonnement de ventre, très peu de signes d'embarras gastrique, sur quel point doit se porter l'attention première?

Encore et toujours, comme dans les maladies précédentes, sur un élément morbifique. Son action paraît être moins circonscrite dans la variole. Le foie est affecté sûrement puisque le malade a des vomissements bilieux; dans les reins se fait un travail anormal puisqu'il a une douleur fixe; les ganglions nerveux sont affectés sans être gravements atteints. Il y a enfin, à l'égard des muqueuses, un fait curieux à observer.

Tout le monde connaît les pétéchies de la variole. Leur origine est due à un état inflammatoire des glandes sébacées ou des terminaisons nerveuses; l'accumulation de sérosités, sous l'épiderme, sécrétées par le derme, amène ces ignobles pustules qui ont défiguré tant d'individus.

Lorsqu'on a la patience de les piquer comme on pique les ampoules, en donnant une issue au pus, le malade n'a rien à craindre pour sa peau. Le masque d'amidon réussit très bien aussi.

L'éruption n'est pas toujours la même : le *point de départ du traitement* doit en être la cause. Lorsque la nature est aidée dans ses premiers mouvements d'élimination, cela veut dire, lorsque la maladie est comprise à son début, les conséquences sont nécessairement moins terribles.

Beaucoup de médecins et de savants croient que nous ne pouvons conjurer les maladies contagieuses qu'en nous les inoculant. Libres à eux de s'inoculer tout ce qu'ils veulent : *pour ma part, je ne me laisserai inoculer rien du tout*. J'ai vu des *inoculés* infectés du mal des épidémies; cette raison me suffit pour n'être point partisan des inoculations.

Oui, me dira-t-on, le cas peut se présenter, mais la maladie n'aura pas le caractère de violence qu'elle aurait eu... si...

Vous ne pouvez pas savoir le caractère qu'aurait eu la maladie si...

Ce n'est pas que je ne comprenne point la vaccine. Je

me la suis fait expliquer par ses plus fervents adeptes; ce que je ne comprends pas, je vais vous le dire :

Le *virus-vaccin* tel qu'il est inoculé doit devenir un *centre d'appel.* C'est l'expression d'un de mes savants confrères (elle est bonne, je la maintiens); un *centre d'appel* pour les germes virulents *en* PRINCIPE dans l'économie du sujet inoculé.

Il doit se produire aussitôt, non pas une fermentation, mais un travail inflammatoire qui entraînerait au dehors, avec le germe inoculé, *tous les germes semblables dans l'individu.*

C'est la seule manière explicative de se faire comprendre.

Il y a donc en nous des germes de maladies? Où se trouvent-ils, s'il vous plaît? Messieurs les localisateurs, n'avez-vous pas un petit endroit spécial qui les contienne?

Un travail de fermentation qui entraîne au dehors, avec le germe inoculé, tous les germes semblables contenus dans l'économie.

Savez-vous que l'idée est superbe et la découverte de la vaccine merveilleuse?...

Qu'est-ce qui nous prouve que les choses se passent ainsi?

Nous ne connaissons pas le siège du virus vaccin, à supposer que ce virus soit en nous. Le *virus* inoculé sur un bras peut donc attirer à lui un germe qui se trouverait..... où donc? Dans le sang. Il ne pourrait pas se trouver autre part, je suppose.

Comment donc! Voilà le sang qui a en lui des éléments *latents* et *putrides!*

Je n'en savais rien.

Je me suis quelquefois donné la peine de faire des analyses avec le sang des sujets sains et je n'y ai trouvé que ce qui devait y être : un plasma renfermant de l'albumine, de la fibrine et des substances éléments réparateurs; des globules contenant de l'hématosine et de l'albumine.

Le nombre normal ou physiologique des globules rouges se montait de quatre à cinq millions par millimètre cube, selon le procédé Malassez; j'y ai trouvé un chiffre de leucocytes variant entre quatre, cinq à neuf mille par millimètre cube.

Dans l'analyse du sang, l'attention doit surtout se porter sur la qualité et la quantité des globules. Eh bien ! chez les sujets parfaitement sains, le nombre des globules rouges atteignait toujours le chiffre de quatre millions; dans quelques cas, il arrivait jusqu'à cinq millions.

Dans certains cas de maladie, on trouve une augmentation considérable de leucocytes et une diminution de globules rouges; on trouve même des fragments de globules rouges comme s'ils se dissolvaient. Si l'on pense que les leucocytes, par leur diapédèse produisent du pus, on n'est plus étonné de leur augmentation dans les maladies.

Examinez le sang dans les fièvres infectieuses. Les globules rouges ne sont plus empilés comme des louis d'or; ils ont un aspect crénelé, framboisé, de nature cadavérique; la mort coule déjà pour ainsi dire dans les veines. Quel danger terrible! Et vous voulez *que le sang contienne en lui les germes latents d'un virus!!!*

L'analyse vous combat, quant au sang.

Dans d'autres fièvres moins graves mais de nature intermittente, on trouve également des particules de globules rouges dont la destruction paraît incomplète. On voit que là, sous l'influence d'une cause suivie, d'une eau corrompue, d'un milieu miasmatique *constant*, de la pyohémie enfin, la destruction des globules rouges *sera constante* aussi jusqu'au moment où la grande décomposition entraîne l'individu.

Eh bien! si l'élément virus-vaccin n'est pas dans le sang, c'est donc en l'y mettant que l'on conjure un danger qui *peut ne jamais nous atteindre.*

Je ne comprends plus du tout. Vous croyez donc que ce virus restera dans le sang comme vous l'y avez introduit. Oui-dà! S'il n'a pas assez de puissance pour *produire la maladie à l'instant*, il se trouve entraîné par la circulation et éliminé aussitôt comme un ingrédient inutile.

Vous savez que le chyle renouvelle la qualité du sang dans un assez court délai et que la transformation de toutes les molécules est constante.

Le sang se trouve vivifié à tout moment et ne peut être un réceptacle de corruption, ni contenir en lui un virus sans que l'organisme en soit troublé, sans qu'une maladie apparaisse.

Les bactéries et autres éléments hors nature qui sont parfois trouvés dans le sang y sont entraînés par le chyle; et sans cesse, *sous cette double action du chyle au sang, de la purification ou de l'infection,* nous voyons les causes de la maladie ou de la santé.

J'en excepte les accidents.

Ce que le chyle amène dans la circulation aujourd'hui se trouve éliminé demain; le sang, dans son parcours à travers les organes qu'il nourrit, dépose ses particules partout.

Si les terminaisons des artères paraissent être les organes distributeurs des éléments nutritifs, les premiers ramuscules veineux semblent être les organes extracteurs des matériaux usés ou hors nature des divers tissus.

Je me suis laissé expliquer une autre absorption, l'absorption par les papilles nerveuses.

J'avais cru d'abord à une absorption par les capillaires. Mais les vaisseaux capillaires sont microscopiques; dans la plupart, les globules rouges du sang ne peuvent pénétrer, et d'autres ne laissent passer les globules que sous l'influence de certaines causes qui déterminent leur dilatation. Les capillaires n'absorbent bien que les fluides des parfums pénétrants ou des odeurs, ce qui vous explique l'action des frictions balsamiques.

Le tissu nerveux est composé de fibres et de

cellules. Les fibres sont remplies par une matière grasse, fluide, avec un axe central de nature albumineuse. Un filet nerveux d'un millimètre carré de section en présente jusqu'à seize mille qui ne communiquent en aucune façon les unes avec les autres Examinons un peu.

Les cellules ont trois formes, et la différence des formes paraît donner lieu à des différences de fonctions très grandes : les étoilées qui semblent donner naissance aux fibres nerveuses du mouvement, les fusiformes aux fibres de la sensibilité et les rondes aux fibres de la vie organique.

Les fibres et les cellules sont isolées au moyen du tissu conjonctif.

La chose me paraît très grave, car un virus absorbé par ce système et entraîné dans la substance cérébrale pourrait occasionner une paraplégie, une hémiplégie, une paralysie; entraîné dans la moelle allongée, la mort instantanément.

Ici, comme partout, la circulation seule y aurait entraîné le virus que les papilles auraient aspiré, le système de capillarité semblant s'étendre à tous les conduits.

Je reviens au virus-vaccin lorsqu'il se croit introduit dans l'économie au moyen des capillaires. De quelle façon répondront à l'*appel* les molécules virus-vaccin si elles ne sont pas latentes dans le sang ?

J'ose affirmer qu'aucun germe virulent ne saurait y séjourner sans déterminer aussitôt un état pathologique. Comment répondront-elles à l'appel si elles se trouvent dans la substance nerveuse???

J'ose affirmer encore que le virus est moins toléré ici que partout ailleurs, parce que la substance nerveuse est plus vite susceptible à détérioration, la substance nerveuse n'étant composée que d'eau, d'albumine et de matière grasse phosphorée, tous éléments conducteurs *d'éléments azotés.*

Lorsque, par accident, vous vous êtes inoculé un véritable virus, comment se fait-il que la mort s'ensuive toujours?

Que peut-on conclure? Que le virus-vaccin n'a aucune valeur lorsqu'il n'est point propagé par contagion. Inoculé, il se trouve neutralisé aussitôt par les tendances de l'économie qui cherche à expulser l'intrus.

Suivons un instant le travail du virus-vaccin. A son entrée dans l'organisme, il cause une irritation, le derme et l'épiderme ayant été endommagés par la piqûre. Cette irritation est suivie d'une inflammation provenant des forces vitales contenues dans les cellules environnantes. Voilà déjà des forces réunies qui s'opposent à l'invasion, et ces forces sont si grandes que l'inflammation *ne franchit guère les premières cellules.*

La suppuration s'établit; une fièvre locale se déclare, ce qui nous prouve que la lutte est commencée et que l'expulsion va se faire. L'expulsion se fait en effet, car huit jours après il reste à peine des traces inflammatoires. Peut-on croire sérieusement, dès que la suppuration s'établit, que les germes *virus-vaccin* disséminés dans l'organisme vont venir, par attraction moléculaire, se faire expulser sur un des points du bras ? Il faudrait tout au moins avoir calculé la distance des centres attractifs avec les centres porte-germes virus-vaccin pour favoriser une bonne évacuation plutôt sur un point déterminé que sur un autre. Si la chose se faisait ainsi, à quoi servirait le travail d'absorption?

Non. Je ne croirai jamais qu'il y a en nous des cellules porte-germes, l'élimination étant constante sur tous les points de l'organisme, le travail de transformation étant constant aussi partout. Des molécules altérées peuvent se trouver dans certaines parties susceptibles de dégénérescence ; mais dès qu'un produit fermentescible ou putride leur est associé, la maladie est réelle et le secours du médecin devient nécessaire.

L'introduction du virus-vaccin n'amène pas même la destruction des tissus, tant il est vite expulsé.

J'espère, pour l'humanité, que nous n'absorbons rien du tout, et que si nous avons le malheur d'absorber un semblant de virus, les infinies ramifications de la circulation l'auront éliminé avant même qu'il ait réussi à nous compromettre.

Lorsque l'économie est envahie par des atomes virulents et fécondatifs qui viennent du dehors, ils ne fécondent pas en nous des germes latents; ils s'allient à des molécules altérées, produits fermentescibles ou produits amorphes, et commencent, dès lors, un travail *virulent fécondatif* ou de *dégénérescence*. Les uns nous valent les typhus, les typhoïdes, les varioles, les scarlatines; les autres les polypes, les cancers, les tubercules, etc.

Non. La chose ne se passe plus dans l'organisme comme dans l'atmosphère, parce que le germe virulent trouve, dans l'individu, des forces vives qui s'opposent à son invasion, parce que la circulation est constante, parce que le travail d'élimination est constant aussi.

S'il n'en était pas ainsi, n'aurions-nous pas cent sujets de maladies par jour? Ne serions-nous pas envahis par les infiniments petits? Les misérables ne s'établiraient-ils pas chez nous ni plus ni moins que sur une végétation, suçant, pompant, minant à la sourdine et détruisant en un rien de temps un des plus parfaits ouvrages de la création?

Halte-là, canaille envahissante! L'homme a deviné tes intentions; il t'a suivie à travers le microscope et il a trouvé le moyen de s'opposer à ton invasion; il a trouvé le moyen de t'expulser et de te détruire.

Il m'a été dit un jour: « La preuve que les inoculations sont des préservatifs, c'est que l'on a vu des individus se faire un estomac à l'épreuve du poison. »

La chose n'est plus la même. Ce qui est introduit dans l'estomac à doses infinitésimales peut donner du ton aux tissus et les rendre moins susceptibles, à la longue, sans qu'il y ait pour cela altération des fonctions, parce que la circulation en emporte constamment les particules et que les organes extracteurs en emportent constamment aussi.

Un savant m'avait affirmé autrefois que la bile était le réceptacle de toutes les particules abandonnées par le sang, particules impropres à la nutrition, et il croyait qu'elle n'était dirigée dans l'intestin que pour débarrasser l'économie des impuretés du sang. L'idée n'est pas étrange; il faut convenir toutefois que la bile, dans l'intestin, donne lieu à une métamorphose, puisqu'elle n'est pas expulsée sous sa couleur primitive.

J'ai dit que les doses infinitésimales pouvaient tonifier les tissus de l'estomac sans que les fonctions en soient altérées. Vous pouvez empoisonner avec une pilule de cinq milligrammes d'hyosciamine, tandis que quatre à cinq granules, au demi-milligramme, dosés selon M. le docteur Burggræve, administrés de demi-heure en demi-heure, seront parfaitement inoffensifs ou auront la vertu médicamenteuse que vous leur demandez.

Les alcaloïdes administrés avec prudence ont une grande action sur le système vaso-moteur. On peut en espérer du bien lorsqu'il s'agit de dissiper des engorgements et de ramener la circulation pulmonaire à son état physiologique.

Je ne crois donc pas que la vaccine soit une garantie sûre contre la variole.

Elle ressemble trop à celle que la croyance populaire donne aux malades éthiques en les envoyant coucher dans les étables avec la trompeuse promesse de les en faire revenir gras, sains et bien portants. Devinez-vous pourquoi? Non. Ni moi non plus. Les animaux par exemple, expireraient-ils, au lieu de gaz acide carbonique, une spécialité balsamique, ou bien y a-t-il une maladie qui guérisse au moyen de la malpropreté et le manque d'air pur?.. En aucun cas. Il est certaines maladies du poumon qu'une action trop oxygénée avancerait; mais entre le degré d'oxygène des hautes altitudes et celui de nos campagnes et de nos jardins, il y a une différence de bien des degrés. On peut descendre dans les jardins sans entrer dans les écuries.

Quelques maladies réclament des médicaments azotés; entre les médicaments azotés et le gaz acide carbonique il n'y a pas de comparaison.

Nous devons nous préoccuper aussi des modifications introduites par notre présence elle-même dans la composition chimique de l'atmosphère qui nous environne.

Notre seule respiration peut être une cause d'altération active, parce qu'elle transforme en acide carbonique une grande partie de l'oxygène introduit dans nos poumons. Si vous ajoutez à cela notre exhalation cutanée, versant d'une manière continue dans l'atmosphère environnante de la vapeur d'eau tenant en suspension des matières animales très promptes à se décomposer et à former des miasmes, on peut juger des avantages d'une étable.

Dans aucune fièvre, on ne constate des lésions réelles d'organes; on ne constate que les trois ordres de phénomènes directs : thoraciques, abdominaux, cérébraux, ce qui nous oblige à reconnaître une même cause pour toutes les fièvres graves avec des *modalités diverses* et des *manifestations diverses.*

Tantôt ce sont les ganglions du grand sympathique qui sont le plus affectés, tantôt les glandes, tantôt le système nerveux cérébro-rachidien. De là, les troubles de l'innervation en général, l'altération des sécrétions dans divers ordres et les manifestations diverses, selon les forces inhérentes du sujet.

Une grande élévation de la température ne saurait jamais trouver une explication dans de simples indispositions ni dans des embarras gastriques, et tout en tenant compte de l'*idiosyncrasie* du malade, il a fallu chercher la cause ailleurs.

Devant les trois ordres de phénomènes qui nous sautent à l'œil directement dans les pyrexies, nous sommes toujours obligés de remonter à une cause plus haute et plus générale et cette cause nous l'avons expliquée.

Il n'est pas nécessaire de s'en préoccuper d'une manière spéciale dans le traitement, car nous avons à combattre le mal et nous pouvons attaquer les effets pour arriver à une cause, de cette cause à une autre, et ainsi de suite jusqu'à la cause première qui se trouve parfois hors de nous.

V

La scarlatine ! Sauvons-nous. Elle est redoutée car elle est contagieuse aussi. Elle nous enlève tous les ans un grand nombre de sujets. Elle attaque surtout l'enfance et s'en prend aux adultes quand elle peut. Les Almavivas médecins ne seraient pas toujours disposés de donner des leçons de musique dans son voisinage. La scarlatine ne ressemble au typhus, à la typhoïde, à la variole, que par la contagion. Son éruption est insignifiante. Elle se montre parfois pendant vingt-quatre heures, puis disparaît aussitôt.

Nous n'avons sur la scarlatine que des notions obscures ; je n'ai vu, nulle part, une ligne sur elle ; on l'a trouvée peut-être trop insignifiante pour nous donner l'ombre d'un souci. Elle mérite considération. Examinons-la sous ses différents aspects ; les symptômes ne nous manquent pas.

Du côté de l'innervation, les troubles sont très grands : il y a stupeur et dyspnée ; du côté de la digestion, les vomissements sont fréquents avec symptômes gastro-entériques et quelquefois *gangrène de la bouche;* du côté de la circulation on constate parfois des hémorragies, de la myocardite, de l'hématurie, de l'albuminurie, de l'hydropisie, de l'anasarque. On a remarqué aussi des accès de rhumatisme, de la chorée et des affections cutanées bien marqués.

L'ensemble de ces phénomènes nous fait voir que tout le système peut être affecté consécutivement : la circulation, le système nerveux grand sympathique, le système cérébro-spinal, les sécrétions rénales surtout. Les enflures et les anasarques dirigent notre attention première sur des *engorgements circulatoires* qui porteraient principalement sur les organes glanduleux.

La dyspnée ne peut provenir d'une insuffisance pulmonaire, ni d'une lésion hématosique proprement dite; elle serait la conséquence d'une lésion du bulbe. Je ne devrais pas dire *lésion,* car une lésion du bulbe occasionnerait soit une hémiplégie, soit une paralysie, soit la mort même. Je peux affirmer toutefois que du côté du bulbe il y a quelque chose comme un engorgement.

L'inspiration et l'expiration dans la scarlatine se faisant d'une façon désordonnée, il ne peut y avoir d'insuffisance musculaire. La fibre musculaire est presque exclusivement composée de fibrines; ses altérations ne peuvent être sérieuses que par suite de l'altération du sang lui-même. Le malade ne présente pas un caractère d'asphyxie, mais certainement un caractère de *strangulation*. La face rouge, violacée, la chaleur de la tête, l'enflure de la langue et sa couleur vineuse, des velléités d'angine, tout me prouve que le bulbe est pris et qu'il y a gêne circulatoire.

La scarlatine est donc bien plus grave que nous ne le pensons.

La face présente un caractère apoplectique bien net ; et si n'étaient les embarras gastro-entériques, le médecin devrait commencer à poser quelques sangsues derrière les oreilles, puis activer la circulation, au moyen de frictions balsamiques, et rappeler la moiteur de la peau au moyen de stimulants et d'odeurs fortes.

Nul ne peut mettre en doute qu'il y a stase veineuse cérébrale et stase consécutive à la mauvaise circulation dans les viscères, dans toutes les maladies à phases thermiques ; de là vient la nécessité des révulsifs.

Les vomissements dans la scarlatine ne nous laissent guère d'hésitation sur le commencement du traitement. La nature nous indique le premier moyen, celui du vomitif. Ce premier moyen semble être ici le plus naturel, à cause de l'inflammation de la langue et de la gorge. Le vomitif devra être administré de façon à ne pas créer au malade des complications apoplectiques.

Le médecin qui priverait ses malades d'air pur et qui pousserait à la chaleur, en pareil cas, courrait le risque de les perdre. Combien en ai-je vus, cependant, roulés dans des couvertures, calfeutrés dans des chambres, se ménageant une belle couvaison framboisée et courant le risque d'hémorragies intestinales.

Lorsque l'estomac sera bien débarrassé et que, par son action de soulèvement, il aura donné une impulsion au diaphragme, à la veine porte et à l'abdomen, il sera temps d'administrer une forte purgation et d'établir sur l'intestin une action dérivative pour décongestionner la tête.

Une constipation des plus opiniâtres peut s'établir; il nous la faudra combattre par tous les moyens possibles.

Les reins sont tuméfiés, à cause de la turgescence sanguine de tous les excréteurs; le pancréas aussi doit subir des modifications analogues, à cause de ses rapports avec le foie, le tube digestif et l'appareil circulatoire.

Lorsque les deux évacuants auront été conduits avec intelligence, la plus grande partie du mal sera enrayée. Favorisant ensuite la sécrétion urinaire, on aura le double avantage d'avoir empêché la corruption des humeurs. La tête se décongestionne vite lorsque la circulation est rétablie, activée et maintenue.

La température ne tombe pas tout de suite; elle se maintient quelquefois pendant six jours, avec des alternatives de hausse et de baisse, à un maximum de 100 à 110 pulsations, malgré l'énergie du traitement.

Chez les femmes, seules, j'ai trouvé des changements de température sensibles; du soir au lendemain j'ai constaté des différences de 30 à 40 pulsations. Cela tient à ce que chez beaucoup d'entre elles, le système nerveux a une action toute-puissante; on a vu sous des influences purement morales survenir des changements soit en bien, soit en mal.

J'ai vu quelquefois des femmes affectées de toutes sortes de maux qui diminuaient ou cessaient avec leur flux menstruel. C'est ce qui a fait dire à un célèbre chef de clinique, un jour qu'il conduisait ses élèves dans une salle de femmes malades :

« Messieurs, ce que nous avons étudié jusqu'au-
« jourd'hui n'est rien. Ici toutes les lois de la physio-
« logie sont renversées. »

Il eût été plus sensé de dire :

« Messieurs, ces dames ont un organe auquel on a donné le nom d'utérus ou de matrice, et cet organe est destiné à la reproduction de notre espèce. La matrice est sujette à la menstruation; les menstrues sont périodiques chez les bien équilibrées; elles préparent, par une régénération des muqueuses, des circonstances propices à la réception d'un ovule.

« Ce flux menstruel rend la fécondation possible; en cas de gestation l'Être peut, non pas le supprimer mais le détourner à son profit. De telles causes peuvent, en effet, renverser bien des lois physiologiques.

« L'organisme de la femme est pour ainsi dire

composé, messieurs. Dans chacune de leurs maladies, il faut tenir compte de cet utérus et de ces menstrues, car celles-ci doivent garder leur cours normal aussi longtemps que possible.

« Cet organe, messieurs, et son mode de circulation, ébranlent tout leur système nerveux; c'est lui qui les rend si impressionnables, lui qui est cause de la mobilité de leur caractère, lui qui les fait rire et pleurer sans motif, lui qui, par son action sur l'influx nerveux, les dispose à fébriciter à la moindre occasion, lui qui est cause, enfin, que ces dames ne seront jamais des hommes, *quel que puisse être leur bon vouloir*.

C'est cet organe enfin, Messieurs, qui leur vaut un si grand nombre de maladies, de si terribles que nous en ferons un cours spécial lorsque *leurs lois physiologiques* nous seront mieux connues.

« Je n'irai pas dire avec Michelet que la femme est une matrice. Ce tendre ami des femmes a exagéré un peu...; mais enfin, en faveur de l'organe de la conception, elles méritent quelques égards physiologiques.

« Il faut convenir toutefois qu'il y a beaucoup de femmes chez lesquelles cet organe est d'une tranquillité parfaite.

« J'en connais d'aussi calmes, d'humeur aussi égale, que les hommes les mieux équilibrés.

« Messieurs, si nous avons à nous trouver une supériorité sur la femme, nous ne la trouverons jamais dans le cerveau, mais dans la différence de l'organisme, celui de la femme étant composé, et sujet, par son utérus, à une foule de bizarreries nerveuses qui ne sont pas de notre fait.

« Fille, si son cours menstruel est régulier, elle a une supériorité très grande sur nous-mêmes, messieurs; femme, c'est bien différent; les dangers réels commencent lorsqu'elle devient la compagne de l'homme et le but de la reproduction.

« J'ai remarqué, messieurs, qu'elles sont plus intelligentes les jours qui précèdent leur flux; soit que leur système nerveux se trouve surexcité, soit que le travail sanguin d'élimination les laisse plus libres.

« J'aurais pu dire, dans mes cours de sciences aux filles, par leur genre de travail et leur manière d'appréciation, l'époque de chacune. Il n'est pas rare de leur voir alors deviner des choses que personne ne leur a dites. »

La scarlatine ne débute pas toujours brusquement, comme on s'est plu à le dire. J'ai vu des individus se *sentir mal* trois semaines avant que l'on ait pu constater une ascension thermique. Je n'ai pas été peu étonnée moi-même lorsqu'une fois j'eus à constater la différence suivante :

J'avais deux élèves à l'infirmerie d'une institution, une fille de quinze ans et une autre de douze. La grande avait ressenti des malaises vagues pendant quinze jours, sans que rien ne m'ait laissé présager une scarlatine. Il lui prit un léger mal de gorge que l'on pouvait mettre sur le compte d'un refroidissement. Comme il n'y avait pas trace d'épidémie nulle part, j'attribuai tous ses malaises aux troubles fonctionnels précurseurs d'une formation — elle n'était pas formée. —

On lui avait donné, le matin, un bain de pied à la moutarde. Dans la soirée, la température monta : je fis mettre des sinapismes et j'ordonnai un gargarisme.

Jusqu'ici tout semblait naturel. Le pouls était agité; aucun autre symptôme ne se montra.

Le lendemain, la langue, vineuse par le bout, se couvrit vers le milieu; il lui prit un frisson. En moins de deux heures le pouls atteignit 130 pulsations.

Je compris. Tous les phénomènes de la scarlatine se déroulèrent successivement mais à court délai. Le jour suivant ce fut le tour de la petite. Celle-ci débuta comme foudroyée, *sans malaises précurseurs*, par une température excessive, des vomissements et le délire. Le même traitement fut appliqué avec un dosage proportionné à l'âge. Chez la plus jeune la température se maintint au même niveau pendant trois jours; puis survint une petite diarrhée et tout changea subitement. La guérison fut prompte.

Chez la grande les choses se passèrent d'une autre façon; au lieu d'une diarrhée j'eus à combattre une constipation des plus opiniâtres et des plus inquiétantes. Comme j'avais administré suffisamment d'évacuants par l'estomac et que l'on se trouvait à la période tonique, je dus intercaler le classique clystère pendant une quinzaine de jours. Tout rentra dans l'ordre bientôt; les évacuations devinrent naturelles, la tête perdit sa chaleur et la face son apparence apoplectique.

L'éruption s'était à peine montrée pendant quarante-huit heures, ce que j'attribue à la vigueur du traitement.

J'avais eu soin d'établir un système de ventilation constante, à l'exception de la nuit. Bien couvertes, avec de l'air pur toujours. Quel que soit le caractère qu'affecte une maladie à phases thermiques, c'est un moyen qui m'a toujours réussi et auquel je ne faillirai point. L'expérience m'a donné raison.

Ces deux mêmes résultats sont la conséquence du même traitement. La différence si grande que j'ai observée dans le travail d'élimination doit tenir bien plus à la différence du tempérament qu'à celle de l'âge. C'est ce qui nous rendra la médecine toujours difficile et sera cause que nous ne pourrons jamais rédiger un code médical. Nous avons d'un côté la différence de la femme à l'homme, et de l'autre la différence des tempéraments.

On ne peut pas dire que la forme apoplectique, dans la scarlatine, est nerveuse, tant s'en faut; sa stupeur très marquée indique un engorgement cérébral.

Je n'ai jamais remarqué de chorée dans les scarlatines qui m'ont passé par les mains. Beaucoup de mes confrères m'ont affirmé en avoir constaté quelquefois. Cela ne me paraît pas impossible. Le bulbe une fois engorgé, les nerfs qui y prennent naissance peuvent n'être atteints que d'un côté et produire tous les désordres de la chorée.

Je n'ai jamais remarqué non plus d'anasarque, ni d'hydropisie. Il me semble qu'en aucun cas de scarlatine le médecin doit laisser le malade en arriver à de tels extrêmes. Il faut se rappeler, dès le début, que le traitement doit avoir pour but de débarrasser l'économie des liquides corrompus ou de nature à se corrompre, de stimuler la circulation, *toutes les circulations,* et de maintenir le sujet libre.

Lorsque l'économie se trouve débarrassée à temps de tout ce qui la gêne, les complications ne deviennent jamais graves. Si les stases veineuses sont dissipées, si la circulation redevient libre, tout rentre aussitôt dans l'état normal. La déquasmation sera insignifiante et il ne restera plus aucune trace de maladie.

Un individu bien guéri de la scarlatine me rappelle une expression populaire : « Tout le mal s'en est allé comme si l'on avait soufflé dessus. »

La lutte a pourtant été terrible; la batterie médicamenteuse savamment combinée a tonné si fortement! Et plus rien.

N'avez-vous pas rêvé d'avoir été malade?

. . . .

Y a-t-il dans cette maladie trace de germe virulent comme dans le *typhus*, la *typhoïde* et la *variole?* Non. Elle est pourtant contagieuse et la contagion ne peut être propagée autrement que par les germes. Son germe premier est venu du dehors par la température, la trachée l'a conduit dans les vésicules pulmonaires d'où le sang l'a ramené; si son travail nous est inconnu, les obstructions sont évidentes; une concentration dans le système cérébro-spinal est évidente aussi : la strangulation nous le prouve. Toute la circulation porto-spléno-hépatique est troublée sans que l'on puisse constater un travail de fermentation spécial.

Elle est contagieuse et en cela elle ne sort pas de la famille. J'ai vu, en un printemps, dans un village anglais, cinquante-trois enfants malades de la scarlatine. Que de ravages ne fait-elle pas tous les ans chez nous!

Elle est venue du dehors parce que la diathèse *putride particulière, spontanée, individuelle, constitutionnelle*, n'existe pas. Si la diathèse putride s'appliquait à quelques individus seulement, on pourrait pencher en sa faveur; mais comment supposer une diathèse putride particulière, constitutionnelle, chez cent, cinq cents, mille, deux mille individus habitant des contrées diverses, n'ayant pas la même manière de vivre, et ne se nourrissant pas de la même façon? Il ne se fait rien de spontané, dans l'organisme, que ce que ce qui est d'ordre moral, encore la spontanéité naît-elle d'une analogie. La pensée, la mémoire, naissent de rapports, sous l'influence de conditions calorifiques et électriques spéciales. Tout ce qui est d'ordre physique se forme et se transforme partout selon les mêmes lois évolutoires.

L'absorption d'un miasme ou d'un germe par l'atmosphère peut seule avoir une action spontanée en décomposant spontanément le sang, en le coagulant, et en rendant la circulation impossible; il en est de même de l'action des virus et des poisons.

Lorsque le germe virulent naissant du miasme n'a pas un entier caractère de virulence — car il a ses degrés comme on l'a vu — il arrive, entraîné par le sang qu'il n'a pas eu le pouvoir de corrompre, dans les organes glanduleux, et c'est là, spécialement, qu'il commence son travail de corruption.

Le germe a son degré d'action selon sa virulence inhérente et n'a de valeur exacte que selon les sujets. Tel sera gravement atteint qui aura moins d'énergie vitale à lui opposer; chez tel autre, l'action vitale fera l'effet d'une véritable force répulsive: dans ce cas, en aucune façon, il ne peut avoir de prise sur l'individu. Il existe une véritable cohésion attractive et répulsive selon les énergies et les synergies.

La fermentation est donc le point de départ de toutes les maladies à phases thermiques. La putréfaction vient ensuite qui met en état d'inoculer au plus proche les matières infectieuses qu'il renferme.

Il est inutile d'examiner comment naît la putréfaction. Tout le monde le sait plus ou moins; depuis les travaux de M. Pasteur nous connaissons aussi le mode reproducteur des germes.

Nous voulons seulement rappeler ici que chaque germe s'enveloppe d'une atmosphère gazeuse qui l'aide à s'élever, et que la réunion des germes avec leur atmosphère ne forme bientôt plus qu'une seule atmosphère contenant tous les germes. Les invasions épidémiques sont ainsi expliquées, et ces invasions sont toujours en rapport avec le degré d'évolution des germes.

On a remarqué que les animalcules, dans leurs évolutions, perdent parfois leur virulence et qu'ils ne sont plus inoculables. N'oublions pas que le germe naît de l'animalcule, qu'il peut passer à un second état et recourir à une évolution nouvelle, puis à un troisième état et revêtir des formes plus complexes et plus dangereuses pour arriver au dernier terme de l'insecte parasite.

Je ne puis passer sous silence les travaux de l'école allemande sur le tracé schématique des fièvres. *Baerensprung*, *Traube* et *Wunderlich* en sont les chefs. Ces messieurs ont fait une découverte véritable; elle demande un examen spécial.

Leurs travaux tendent à démontrer que dans les maladies *cycliques* à évolution régulière, comme le sont la plupart des *pyrexies*, l'élément fixe et invariable entre tous, celui qui, par excellence, caractérise le malade et en accuse le type, c'est l'élément thermométrique.

Je respecte les travaux de ces grands esprits ; mais ils n'auront dans la pratique médicale leur véritable importance que le jour où la fièvre se manifestera *toute seule, sans aucun autre symptôme de nature à nous guider* sur le caractère de la maladie.

La fièvre n'étant qu'un effet, la température ne sera jamais regardée que comme un effet. Le tracé, à supposer même qu'il ait une forme spéciale pour la typhoïde, une forme pour la variole, une forme pour la scarlatine, etc., ne peut nous dire autre chose que le nom de la maladie.

Eh bien ! quand ce ne serait que pour cette seule raison, pourquoi ne facilite-t-on pas aux jeunes médecins l'étude du diagnostic en leur mettant entre les mains le sphygmographe?

Un médecin qui a de la pratique ne cherche à connaître l'état de la température que pour juger du degré de la lutte entre l'élément morbifique et l'organisme. Le débutant, au contraire, qui attend le plus souvent l'éruption pour se prononcer, trouverait son devoir considérablement simplifié par le sphygmographe.

Au premier abord, ces notes variant dans chaque maladie comme autant de pages de musique, ne manquent pas de nous émouvoir un peu et de trouver messieurs les allemands d'une profondeur inouïe. *Boerhave* avec ses idées de dynamie et de mécanisme a dû leur ouvrir la voie.

Nous avons déjà examiné l'étrange phénomène de l'ascension thermique à partir de quatre heures du soir avec l'ascension barométrique, la coïncidence des maxima et des minima jusqu'au moment où le mal se trouve expulsé.

Le phénomène, avons-nous dit, est celui d'une lutte : invasion, combat, élimination jusqu'à l'invasion nouvelle. Ces recrudescences se font pendant plusieurs jours avec la même intensité, parce que l'organisme n'a pas su achever son entier travail d'élimination.

L'invasion est périodique, parce que les forces condensées dans les réservoirs nerveux et fluides ne peuvent être en activité que pour un nombre d'heures déterminées. L'organisme se laisse envahir de nouveau dans sa période d'expansion et de repos. Le même travail recommence ensuite jusqu'au moment où les médicaments ont produit leur effet, jusqu'à complète élimination.

Il est à remarquer que la nature dans ses lois immuables ne tient aucun compte des humains. « Lutte, va, dit-elle, à l'homme. Tire-toi d'affaire comme tu pourras. » Elle tolère chez nous le désordre, un désordre à modalités et à périodes. Elle laisse arriver chez nous, êtres pensants et agissants, chez nous qui la connaissons, l'aimons et l'admirons, des perturbateurs d'ordre infime, des moins que rien, des détritus de pourriture, et elle leur y fait des receptacles à évolutions, ni plus ni moins que si nous étions des végétaux.

De tels faits ne sont pas consolants.

Je le répète donc, pour le praticien qui n'attend pas et qui se guide sur les phénomènes directs, le tracé schématique est de peu d'importance. Il n'en est pas ainsi de la science. Il sera toujours intéressant de savoir, à son point de vue, à quelle espèce de maladie se rattache celle que l'on traite.

Quelques confrères m'ont affirmé que le tracé ne peut jamais être pathognomonique. C'est regrettable. Il nous *aurait fallu un type schématique normal,* quand bien même nous aurions mis certaines dérogations sur le compte de la différence des tempéraments.

Qui sait? Cette découverte en amènera peut-être une autre, car, vous savez, de découverte en découverte, nous arrivons au fond de bien des anomalies et de bien des mystères.

Que des effets nous remontions à la cause, que de la cause nous constations des effets, que de la synthèse nous allions à l'analyse et de l'analyse à la synthèse, de toutes ces analyses et de toutes ces recherches il nous restera toujours quelque chose.

Wunderlich et ses disciples s'expriment par aphorismes, le vrai langage scientifique et médical. Exemple :

« Toute maladie qui, en vingt-quatre heures, n'a « pas atteint 40 ou 41 degrés n'est pas une typhoïde.

« Toute maladie qui, en vingt-quatre heures, n'a « pas atteint 40 ou 41 degrés ne sera pas une va« riole.

« Toute maladie qui, en quelques heures, n'a pas « atteint de 39° 5 à 40° 5 ne sera pas une scarlatine. »

C'est ingénieux ; c'est grandiose comme des articles de lois. Le beau langage!..... Mais... n'attendons pas. Mettons-nous à l'œuvre immédiatement : nous avons les phénomènes directs.

La typhoïde débutera toujours par des symptômes abdominaux; le typhus aussi. La variole nous présentera toujours des vomissements bilieux, des épistaxis et des douleurs lombaires; la scarlatine se laissera deviner par une sorte d'angine pultacée et son caractère de strangulation; la rougeole se reconnaîtra à une sorte de laryngo-bronchite et à des yeux larmoyants; la méningite granuleuse ne laissera aucun doute d'après la nature de la céphalalgie et des vomissements.

La céphalalgie accompagne toutes les fièvres et cela n'a rien d'étonnant. Le système grand sympathique et le système cérébro-spinal se trouvant enchevêtrés et en relation avec tous les organes, il serait difficile d'admettre une propagation d'élément morbifique ou une absorption de nature toxique sans troubles réels dans l'encéphale. La surdité, les étourdissements, le délire et la chorée nous prouvent que le bulbe n'est pas libre et que les nerfs qui y prennent naissance sont paralysés momentanément par suite d'une inflammation, ou pour toujours par suite d'une obstruction.

Le délire n'est dû qu'à une action nerveuse désordonnée; les hémisphères doivent être sans lésion aussi longtemps que le malade peut se rendre compte de ce qui se passe.

La céphalalgie accompagne non seulement les grandes fièvres, elle accompagne presque toutes les maladies. Un simple embarras gastrique donne souvent lieu à un mal de tête, à des pesanteurs, comme si les vapeurs d'un laborieux travail digestif obstruaient les vaisseaux qui y conduisent les sucs nourriciers.

Dans certains cas, la circulation ascendante, peu régulière, doit occasionner des stases. Dans d'autres cas, l'absorption par la substance nerveuse, d'éléments toxiques, peut occasionner les plus grands troubles.

Lorsque la céphalalgie diminue dans les fièvres, c'est le signe que les centres nerveux se dégagent et qu'il y a tout lieu d'espérer un mieux sensible. Lorsqu'elle reparaît, c'est toujours une recrudescence du mal. On a souvent constaté dans les typhoïdes, des suffusions séreuses dans les ventricules et dans les méninges, voilà pourquoi il est de haute nécessité de procéder, pour commencer, par débarrasser le malade des humeurs altérées et d'activer la circulation.

Si l'on a des doutes sur le caractère d'une céphalalgie intense, il est toujours prudent d'examiner l'œil à l'ophtalmoscope.

La fièvre implique souvent le délire sans que l'on soit cependant obligé d'accorder à celui-ci plus d'importance qu'il ne mérite.

Les individus nerveux délirent facilement ; et lorsqu'il y a condensation de fluides dans les centres nerveux, par suite d'obstructions, il est tout naturel que la substance même des hémisphères soit comme dans un état d'ébullition. Le délire disparaît avec le mal, cela veut dire lorsque la circulation, devenue plus régulière, a laissé à la substance son entier moyen d'action, ou plutôt ses infinis moyens d'action. Il se prolonge aussi parfois jusqu'à la mort, le cerveau ne pouvant revenir à son état normal si l'organisme n'a pas réussi à le débarrasser complètement.

Lorsque le délire persiste dans les maladies graves, lors même que l'économie a été débarrassée des humeurs altérées, il dénote une lésion cérébrale réelle.

Sans lui accorder plus d'importance qu'il ne mérite dans la plupart des cas, il peut cependant conduire les malades au suicide ou être cause d'imprudences qui peuvent amener la mort.

Ce ne sont pas les fièvres seules qui occasionnent le délire : les empoisonnements et les intoxications en sont souvent les causes aussi; et lorsque l'on voit des vomissements et du délire avec dilatation de la pupille, on doit toujours chercher de ce côté-là.

VI

Il nous reste encore une maladie à examiner, la rougeole. Elle n'a pas l'air de se prêter à l'examen ; elle dit : « Je n'en vaux pas la peine. » Elle est modeste et nous visite fréquemment. Un sujet peut en être atteint trois, quatre fois sans danger grave ; il peut aussi être en danger dès la première fois.

La rougeole vient au moment des épidémies, vers le mois de février. Il n'est pas rare de voir, dans une même famille, quatre, cinq enfants successivement atteints.

L'aîné ouvre ordinairement la marche, comme si la réceptivité des enfants pour les maladies contagieuses était en raison directe des années.

Les phénomènes directs sont exclusivement thoraciques : c'est à peine si une diarrhée muqueuse se montre de temps à autre. La bouche, le larynx sont parsemés de plaques rouges ou d'un pointillé brillant.

Les voies respiratoires sont affectées. L'élément contagieux se trouve circonscrit dans les poumons par la trachée artère et l'arbre respiratoire. Comment se fait-il qu'il ne soit pas allé plus loin? N'a-t-il pas trouvé une action assez forte pour l'entraîner hors des poumons? S'est-il trouvé réduit à néant dès les premiers pas, parce que son action s'est trouvée usée? C'est probable. Son invasion est lente; il est probable aussi qu'une insuffisance musculaire soit cause de son entier épanouissement dans la bouche et le larynx.

Elle n'a de prise que chez les jeunes enfants jusqu'à douze, quatorze ans. Rarement on en voit les grandes personnes atteintes. Lorsqu'elles se sont trouvées, par hasard, dans un foyer épidémique, elles en ont comme un pâle reflet. Chez elles, l'élément morbifique n'ayant pas d'action, se trouve enrayé de suite par les forces vives de l'organisme.

Son action sur le poumon est évidente. Le malade est toujours affecté d'une laryngo-bronchite avant d'aller au delà.

Une irritation plus ou moins vive le fait tousser *mauvaisement*. Tout ceci peut devenir grave si les mesures ne sont pas bien prises chez certains individus surtout à tempérament malingre. Il sera bon toujours de procéder par un vomitif, afin d'éviter les embarras gastriques. L'irritation est le second point sur lequel doit se diriger l'attention.

Si la circulation reste libre, il peut ne pas survenir d'accidents graves. Les anti-phlogistiques ne peuvent être que d'un faible secours : j'aurais plutôt recours aux alcaloïdes. Les inhalations camphrées ou ozonées seraient surtout d'une grande efficacité, à cause de la tendance du poumon à la tuberculisation. La nature de la rougeole est pour ainsi dire précise : il n'y a qu'à bien manœuvrer pour la guérir.

Il se présente, dans la rougeole, un fait bien curieux : On sait que les deux racines se réunissent en un tronc commun dont la trachée-artère est la partie principale, ce qui établit entre les deux poumons une dépendance mutuelle dont nous voyons à chaque instant des applications dans la pathologie.

Ces rapports, dit-on, n'existent que pour la surface muqueuse et leurs parties vasculaires; mais ils cessent pour leur parenchyme, pour la fièvre, pour tout ce qui est de la surface externe de l'organe, ce qui ferait voir que les affections qui procèdent de l'extérieur à l'intérieur n'affectent qu'un côté de l'appareil pulmonaire, tandis que celles qui naissent de la surface muqueuse sont toujours doubles.

Ici, nous nous trouverions en présence des deux cas, *probablement par phénomène réflexe*, parce que l'action est circonscrite.

L'inflammation des muqueuses est réelle, et la toux provient de l'air emprisonné dans les vésicules et les divisions bronchiques par des mucosités visqueuses de nature catarrhale. Il doit y avoir aussi une accumulation de liquide, car les yeux sont larmoyants. Si l'inflammation des muqueuses est réelle, réelle aussi est la tendance à la tuberculisation. On en a remarqué très souvent partant de la rougeole.

Le parenchyme pulmonaire aura cessé d'être perméable à l'air par de simples matières concrescibles d'abord, dont se seront dégagés ensuite des produits amorphes, lesquels auront commencé leur travail de dégénérescence.

Voilà donc une affection trachéo-pulmonaire qui n'exclut nullement l'altération du parenchyme, par la raison que j'ai dit.

Elle n'est donc pas bénigne du tout, cette rougeole, à cause de ses tendances à la tuberculisation.

L'essentiel pour le médecin est de ne pas perdre un temps précieux dans l'attente. Il est important de savoir débarrasser les muqueuses des mucosités dont elles sont chargées. S'il y a de l'eau, une abondante transpiration peut en avoir raison. Il importe aussi de donner sans cesse au malade de l'air pur et de lui établir un système de ventilation balsamique, si c'est possible.

Les précautions prises en vue d'une belle couvaison sont une faute grave; le manque d'air pur peut conduire le malade aux tubercules. Il faut qu'il soit bien couvert, mais l'air pur lui est aussi nécessaire que sa propre existence.

En aucun cas, et quel que soit l'état de la température du malade, on ne doit recourir à la saignée. Si la maladie s'applique aux enfants, la saignée est moins nécessaire que partout ailleurs, parce que la circulation est plus active que partout ailleurs aussi.

Lorsqu'il se présente des complications, des symptômes catarrhaux, par exemple, avec un pouls de 150 à 160, une peau sèche et fendillée, je préférerais recourir aux alcaloïdes, à cause de leur action sur le système vaso-moteur. Je préférerais administrer un granule d'*aconitine* et un de *vératrine* de demi-heure en demi-heure. Le chiffre ne dépassera jamais de 6 à 8 granules sans qu'un mieux sensible sera constaté. L'éruption sera presque nulle et il s'établira une abondante et bienfaisante transpiration qui terminera toutes les complications.

J'ai déjà parlé des modifications rythmiques dues au mode d'invasion de l'élément morbifique. Les fièvres que l'on appelle intermittentes ne procèdent pas autrement; mais l'action morbifique est lente, à cause de son travail d'élaboration dans tel ou tel organe.

La variété des fièvres *tierce*, *quarte*, *double tierce*, *double quarte*, est bien connue. La lutte commence, s'établit, se maintient durant un jour ou deux, puis elle cesse pendant un même espace de temps, pour reparaître de nouveau pendant le nombre d'heures qu'elle affecte.

L'organisme, dans son moment d'expansion, se laisse envahir chaque fois, sauf à recommencer la lutte lorsque l'élément morbifique devient de nouveau gênant.

Dans ces sortes d'empoisonnements chroniques, résultant de contrées marécageuses et malsaines, la rate et le foie sont toujours tuméfiés.

Les maladies à phases thermiques ne sont pas héréditaires; elles ne sont ni les maladies de l'espèce, ni celles de l'individu : elles sont les maladies des températures, des climats, des malpropretés et des corruptions. Elles paraissent, s'établissent dans les organisations préparées, viciées par des accidents ou affaiblies par la misère et les privations, puis disparaissent pour ne plus reparaître lorsque ces organisations sont placées dans de meilleures conditions d'hygiène. Un individu dont la constitution serait minée par une fièvre paludéenne, engendrerait certainement des enfants, non pas fiévreux, mais scrofuleux et rachitiques.

Ces enfants peuvent perdre leur caractère de scrofulisme dès la première transformation, si les soins, l'hygiène, une nourriture bien étudiée leur sont appliqués. J'ai vu des enfants chétifs et malingres avoir la constitution changée, en dix années, au point d'être devenus méconnaissables. Que nous sert-il alors de dire des phrases comme celle-ci : *Le père donnera à ses enfants une constitution semblable à la sienne et apte aux mêmes actes morbides?* C'est insensé! On change un tempérament en quelques années; on refait le sang en moins de temps; de même qu'un individu sain peut être infecté ou corrompu en quelques années aussi.

Les cachexies et les diathèses disparaîtront, messieurs, lorsque vous les aurez suffisamment étudiées.

Le père peut ne pas donner à ses enfants une *constitution apte aux mêmes actes morbides*, par la raison que si la mère est saine et vigoureuse, elle corrige l'hérédité morbide. Elle peut de même reproduire Apollon en caricature, si *sa nature est vicieuse* et si *son terrain est mauvais.*

VII

Qu'appelez-vous *fièvre cérébrale?* Il n'y a qu'une seule maladie du cerveau qui puisse se rattacher à la série des maladies dont nous avons parlé, c'est la méningite.

On devait l'appeler *fièvre cérébrale*, à cause de sa douleur dans le cerveau, à cause de sa température élevée qui, sauf les irrégularités, aurait quelques points de ressemblance avec la typhoïde.

La température n'est pas son seul symptôme d'analogie; le facies et les vomissements sont causes aussi que beaucoup de médecins confondent les deux maladies à leur début. Je vais vous dire en quoi les deux maladies se ressemblent. Il y a dans toutes les méningites *suffusion* des méninges; et vous n'avez pas oublié qu'à l'autopsie on a trouvé chez des *typhoïdés une suffusion dans les ventricules et les méninges.*

Les phénomènes thoraciques disparaissent très vite; le centre d'action de l'élément morbifique se limite à l'encéphale seul. Il n'y a pas d'épistaxis; il n'y a pas d'éruption extérieure. La céphalalgie est si terrible que les malades peuvent à peine faire usage de la vue. D'où vient ce formidable désordre? est-ce aussi un germe du dehors qui l'a produit? Où est la lésion réelle? dans les *ventricules?* dans les *méninges?* La cause première serait, selon M. le docteur Bouchut, un trouble dans la circulation cérébrale, dont le résultat principal est l'engorgement des veines méningées (examinez les sinus).

La méningite est tuberculeuse, et le mot n'est guère exact. Ce ne sont pas, à la vérité, des tubercules qui existent dans le cerveau, ce sont des granulations dont les méninges sont parsemées avec les autres organes. Ces granulations n'ont aucune ressemblance avec les tubercules des poumons; elles semblent être plutôt le produit d'un travail d'effervescence que d'un travail de dégénérescence.

En pesant la valeur des phénomènes, nous découvrons que le système nerveux a dû être le propagateur du désordre. On y constate surtout une paralysie vaso-motrice par suite d'un défaut d'action du grand sympathique.

La cause partant du bulbe (examinez le quatrième ventricule), il est facile de comprendre pourquoi les lésions de la méningite tuberculeuse se trouvent toujours à la base du cerveau. On sait que, dans les méningites aiguës, les granulations s'étendent à tout l'encéphale. Comment peuvent-elles ensuite disparaître exactement comme les pustules éruptives sur la peau, car l'on guérit des méningites et *même des méningites tuberculeuses?*

On conçoit très bien que, la circulation vaso-motrice n'étant plus libre, le grand cerveau, lui, a perdu son équilibre.

La moindre lésion de la moelle allongée et du cervelet est mortellement dangereuse, parce que tous les moyens d'action se trouvent dans cette partie de l'encéphale et qu'ils président à tous les phénomènes de la formation de l'intelligence dans les hémisphères.

Il me semble peu probable qu'il y ait ici défaut de nutrition; il y aurait plutôt surabondance, concentration fluidique, donnant lieu à une effervescence, à une suractivité. L'engorgement du système vaso-moteur est réel.

Il nous est démontré encore que les deux systèmes grand sympathique et cérébro-spinal ont été réduits à une sorte d'inaction; par cette inaction, certaines parties se sont trouvées envahies et débordées.

Les granulations ne peuvent être des tubercules; elles ne peuvent provenir ni d'un travail de dégénérescence, ni d'un travail morbide direct; elles ne sont que des conséquences, puisqu'elles disparaissent sans laisser de traces. Dès que la circulation se trouve libre, dès que les concentrations ont disparu, tout rentre dans le repos.

Cette inaction des nerfs du bulbe nous explique également les vomissements.

Ils sont presque continuels; ils nous indiquent clairement un défaut d'action musculaire. L'indolence du ventre, sa souplesse sans gargouillements ni météorisme vient encore à l'appui de ce que nous disons.

Dans les méningites tuberculeuses, les granulations n'affectent que la base du cerveau, tandis que dans la méningite aiguë elles se trouvent jusque dans les anfractuosités.

Je n'ai jamais assisté à une autopsie de tête d'individu mort de méningite tuberculeuse. Je le regrette; je voudrais savoir si les granulations ont un pointillé blanc ou si elles sont rouges. Si elles sont rouges, le doute n'est pas permis : elles sont le produit d'une infiltration sanguine; si elles sont pointillées de blanc, elles sont le résultat de suffusions, d'épanchements. On sait que les épanchements ne se résorbent pas toujours et tournent le plus souvent à la collection purulente.

Le traitement des méningites est difficile, parce que tout l'encéphale est pris depuis les hémisphères jusqu'à la moelle allongée.

M. le docteur Bouillaud commençait le traitement par la saignée. Il redoutait probablement les sinus de la dure-mère. Il n'a pas eu beaucoup d'imitateurs.

Lorsque le médecin est appelé à temps, il doit commencer par les évacuants et maintenir la liberté de tous les excréteurs. Vient ensuite le grand moyen sans lequel il n'y a rien à espérer :

Faire raser la tête du patient et l'envelopper d'un

immense vésicatoire. On peut encore la badigeonner à l'huile de *croton tiglium*, établir une suppuration et l'entretenir pendant six à huit jours.

Diète complète, boissons acidulées, lavements onctueux, sinapismes, badigeonnages sur le rachis au collodion élastique, tout l'arsenal enfin des médicaments à résultat. Les alcaloïdes peuvent encore nous devenir d'un grand secours, à cause de leur prompt effet.

Il est urgent de ne pas perdre de temps avec les petites potions à la fleur d'oranger et à l'eau de tilleul. Il faut que l'attaque soit vigoureuse dès le début ; il faut que toute la série des dispersifs et des révulsifs ait son cours.

Lorsque le médecin est appelé trop tard dans des maladies avec lesquelles il n'y a pas à badiner, le médecin n'a plus de responsabilité.

Nous sommes forcés de convenir qu'il existe un certain caractère d'unité dans les maladies que nous venons d'examiner. Bien que leur forme soit différente, bien que leur mode de développement varie, nous sentons que la même cause préside à toutes les perturbations : altération putride et virulente du sang dans le typhus et le choléra ; décomposition prompte, altération des humeurs, ulcérations intestinales dans la typhoïde ; débilité musculaire et inflammation du cerveau *dans toutes*, avec une circulation entravée dans toutes aussi.

La méningite n'est pas contagieuse ; mais, comme le cerveau ne dispose plus librement de ses deux

7

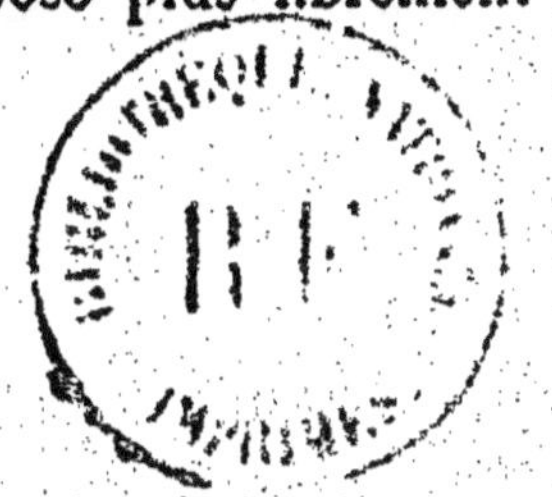

systèmes et que ces deux systèmes président à l'entretien de la vie entière, on peut s'expliquer une certaine ressemblance avec la typhoïde. On conçoit que la stagnation des humeurs peut à elle seule déterminer un degré de virulence capable d'amener des décompositions.

La céphalalgie est constante dans toutes ces maladies, parce que le système nerveux grand symphatique et le système cerébro-spinal sont affectés.

La céphalalgie s'observe aussi chez des individus anémiés, chez ceux surtout chez qui le sang est altéré. Les muqueuses deviennent très irritables chez ces derniers.

On comprend aisément qu'un sang ou des substances nerveuses qui charrient des germes virulents, doivent subir en eux-mêmes une action de décomposition.

Dans toutes les maladies *contagieuses* et *infectieuses*, il y a lésion hématosique : il ne peut en être autrement. Je n'ai pas recherché si la lésion se porte sur le globule rouge exclusivement, ni s'il y a augmentation des leucocytes.

Le globule rouge est toujours altéré dans les fièvres infectieuses. Lorsque les globules sont riches en hémoglobine — partie essentielle du globule qui sert à fixer l'oxygène — l'altération doit être moins facile que sur des individus chez lesquels le nombre de leucocytes dépasse le chiffre ordinaire.

On a trouvé parfois, dans l'intérieur des leucocytes,

des particules de globules rouges qu'elles avaient absorbées. Il est probable que le globule rouge n'avait pas la quantité d'hémoglobine nécessaire à son maintien. Ce sont les leucocytes qui absorbent toutes les substances purulentes, et c'est par le leucocyte que se propage la virulence des germes. Né de la putréfaction, le germe ne peut être lui-même autre chose que du pus.

Si le leucocyte a la spécialité d'absorber les substances purulentes, il doit avoir aussi celle de se multiplier à mesure que les substances lui sont fournies.

Un de mes amis me soutenait, l'autre jour, que le poison typhique et cholérique est plus virulent et plus subtil, parce qu'il est aérien, tandis que celui de la typhoïde, étant introduit par les aliments, aurait des propriétés plus corrosives.

Tous les germes *contagieux* sont aériens. Le degré de virulence seul en fait la différence; les forces vives que sait lui opposer le malade ont la puissance de l'atténuer.

Dans le typhus et le choléra, la virulence est extrême et la décomposition de l'individu presque instantanée. Dans la typhoïde, la décomposition ne commence que dans le foie; dans les autres, il affecte divers modes d'action; toujours il vient par l'atmosphère.

Supposons un typhoïdé chez lequel le miasme aurait été propagé par l'estomac. Un individu pénètre dans sa chambre, y séjourne pendant quelques heures soit comme visiteur, soit comme garde-malade; il en sort pris de malaise, et se couche quelques jours après avec la fièvre typhoïde.

Que concluez-vous et où est le rôle de l'estomac? J'ai vu de ces effets foudroyants dans toutes les maladies contagieuses, maintes fois.

Le germe est toujours aérien et de sa nature infectieux et gazeux. Le pharynx et le larynx sont presque toujours affectés, parce qu'ils occupent l'extrémité supérieure des voies de l'air par où le miasme fait son entrée dans l'économie.

Il y a bien des gens pour lesquels cette propagation est incompréhensible, pour ceux surtout qui n'ont jamais usé du microscope. Que direz-vous le jour où vous regarderez dans les infiniments petits, où vous saurez que la force d'un grand Tout est contenu dans une cellule, et qu'il ne faut que des milieux appropriés pour le faire venir à son entier développement?

Quoi de plus simple, cependant, que d'examiner au microscope les éléments d'un monde invisible qui peut être cause de notre destruction, si nous n'y prenons garde?

Chaque germe s'élève à l'aide d'une atmosphère gazeuse, et c'est pourquoi il est contagieux, c'est pourquoi aussi il dégage une odeur particulière.

« Toute fermentation suivie de putréfaction relâche l'être dans sa constitution, et le met en état « d'inoculer les matières putréfiées qu'il contient.

« Dans le premier état de putréfaction il n'y a pas « d'émanations, parce que l'état gazeux n'est pas « encore déclaré. Cet état ne peut se déclarer qu'au- « tant que les animalcules se détruisent entre eux; « c'est alors seulement que le germe qui a donné « naissance à l'animalcule se débarrasse de son en- « veloppe matérielle, et c'est le germe qui constitue « cet état gazeux et raréfie l'air respirable.

« Tous ceux qui se trouvent placés dans ces « atmosphères putréfiantes assimilent les germes. « Ces germes, comme nous l'avons vu, vont évoluer « à une nouvelle animalité, en amenant la désagréga- « tion putride du sujet. Toutes les parties de l'indi- « vidu susceptibles de s'élever de l'état gazeux, vont « porter autour d'elles l'infection miasmatique et « servir de déterminatif à l'éclosion des maladies « régnantes. »

L'influence des odeurs et des parfums est bien prouvée sur le système nerveux. Il peut en résulter une action de relâchement ou de resserrement. Le miasme relâche toujours.

Du reste, il n'y a pas à s'y méprendre. La répugnance que nous éprouvons à une puanteur, prouve que notre organisme la repousse parce qu'elle lui est funeste.

J'ai vu des individus être en proie à des nausées, à des vomissements dans des foyers viciés et manquant d'air pur; d'autres y contractent des diarrhées chroniques. Ce n'est donc point par l'estomac que l'élément putride se propage.

Il y aurait un curieux volume à faire sur les odeurs et les parfums et de leur influence sur l'organisme.

Depuis que nous savons qu'une désorganisation moléculaire de l'individu peut survenir sans prendre le chemin de la digestion, nous devons être d'autant plus circonspects à veiller sur notre conservation.

La céphalalgie dans les maladies à phases thermiques me fait voir le problème très complexe. On se demande s'il ne se manifeste pas d'une façon double dès le début.

Les nerfs olfactifs qui vont directement dans les hémisphères n'emportent-ils pas avec eux la partie volatile du miasme, entamant ainsi directement le système sensitif nerveux, tandis que l'autre partie se trouve prise par l'aspiration pulmonaire et entraînée de suite dans la circulation?

Cette double action expliquerait, pour ainsi dire, POURQUOI DEUX SYSTÈMES SONT TOUJOURS ENVAHIS A LA FOIS ET EN MÊME TEMPS.

Il en est ainsi du grand cerveau et du cervelet. Ils sont dans la relation la plus intime. Leurs deux sécrétions fournissent à la moelle; et lorsque les hémisphères se trouvent envahis, le cervelet et la moelle s'en ressentent aussitôt. Lorsqu'une impulsion morbide part du cervelet pour aller aux hémisphères, l'intelligence peut se trouver pervertie.

Oui, les fluides et les liquides du cerveau peuvent se trouver altérés par des puanteurs; le liquide céphalo-rachidien peut se trouver desséché ou intéressé à donner naissance à des parasites.

La méningite ne peut provenir d'une dégénérescence du cerveau. Je n'ai jamais constaté d'altération avant la grande atteinte, ni du côté de l'intelligence, ni du côté du mouvement.

J'ai remarqué que la méningite se montre rarement chez les enfants qui ont eu de fortes gourmes. J'attribue la gourme à une hypersécrétion du diploé. Il est probable que les enfants, une fois débarrassés du mucus cérébral, sont débarrassés des obstructions.

On distingue aisément l'atrophie de l'hypertrophie.

L'atrophie ou travail morbide de dégénérescence s'annonce par une sensation de vide, de vertige et par les visions de la vue perverties. Dans l'atrophie, il y a manque de nutrition, insuffisance de fluides vitaux à l'entretien et au renouvellement de la substance grise.

L'hypertrophie se fait reconnaître par les phénomènes directement inverses. Dans l'hypertrophie le malade croit que la tête va lui éclater, que le sang et la cervelle vont lui sortir par les pores et les yeux. Il n'y a pas à se tromper dans les deux cas.

J'ai parlé de phénomènes visibles qui sont de nature à être constatés. Mais il est une série d'agents et de fluides impondérables qui ont une action sur l'économie et dont nous ne connaissons pas encore ni la valeur, ni le mode d'action, ni la nature exacte. Que d'êtres en deçà et au delà que nous ne voyons pas! Que de choses nous verrions si nous mettions des verres de plus d'étendue à nos microscopes !

Si l'on pénétrait dans le monde mystérieux des fluides et des molécules éthérées, toutes formes substantielles, que d'étonnements !

Si nous considérions que l'éther condensé n'est que lumière, électricité, calorique à divers états de combinaison stable, invisible à nos yeux, existant réellement ; élément substantiel recevant, retenant et transmettant, nous pourrions nous écrier : Que de choses encore il nous reste à découvrir !

FIN

LE MANS. — TYP. EDMOND MONNOYER.

A LA MÊME LIBRAIRIE

LE MANS — IMP. ED. MONNOYER, 12, PLACE DES JACOBINS

www.ingramcontent.com/pod-product-compliance
Lightning Source LLC
LaVergne TN
LVHW012023220826
846092LV00001B/465
9782019706708